Die Umkehrung der Krankheit,, Fibromyalgie
Mein Weg in die Schmerzfreiheit
Judith Dagota und Birgit Latz

Die Umkehrung der Krankheit „Fibromyalgie“

Mein Weg in die Schmerzfreiheit

von

Judith Dagota

und

Birgit Latz

Fibromyalgiebetroffene

FSC
www.fsc.org
MIX
Papier aus verantwortungsvollen Quellen
Paper from responsible sources
FSC® C105338

Impressum

Erste Auflage Oktober 2011
Zweite Auflage November 2011
Gestaltung: Judith Dagota
Cover: Petra Pauls
Herstellung und Verlag:
Books on Demand GmbH, Norderstedt
ISBN 978-3-8423-8294-7

Vorwort

Mit Freude und Dankbarkeit schreibe ich das Vorwort zu diesem Buch. Auch ich bin eine von den vielen Fibromyalgiebetroffenen in Deutschland mit jahrelangen Ärzteodysseen. Alle gängigen Behandlungsmethoden, einschließlich vier Op's bei Prof. Bauer brachten mir persönlich keine Linderung meiner zahlreichen Beschwerden. Die Krankheit verschlechterte sich zusehend und trieb mich in tiefe Verzweiflung und Depressionen. Ich musste meinen geliebten Beruf als Erzieherin schmerzbedingt aufgeben und mein Hauptaufenthaltsort wurden meine Wohnung, Bett und Sofa.

Durch Zufall erfuhr ich dank Internet von der Guaifenesintherapie nach Dr. St. Amand. Ich war austherapiert, hatte nichts mehr zu verlieren und ergriff diese letzte Chance. Sechs Monate später fand ich das Forum Contra-dem-Schmerz, welches 2004 von der Autorin des vorliegenden Buches, ebenfalls eine Selbstbetroffene gegründet wurde. Ich las ihre und auch die Fortschritte der Mitglieder. Ja, ich war anfangs skeptisch, schon zu viele hatten mir Linderung oder gar Schmerzfreiheit versprochen. Aber als ich Judiths Leidensweg gelesen hatte, wurde sie schnell mein Vorbild. Ich dachte: „Wenn sie heute schmerzfrei ist, kann ich es auch schaffen." Heute nach dreijähriger Therapiezeit geht es mir schon viel besser und ich bin eine der Mitmoderatorinnen in ihrem Forum geworden. Wir widmen uns mit Leidenschaft der Weitergabe dieser hoffnungsvollen Therapie. Judith begann diese mit 63 Jahren und vollendete nun im August 2011 ihr 70. Lebensjahr. Ihr größter Wunsch ist es, Dr. St. Amand persönlich für diese großartige Chance zu danken. Wir Moderatoren baten deshalb Dr. St. Amand um eine Grußbotschaft zu ihrem Geburtstag. Er willigte gerne ein. Ich möchte hier den Text dieser Grußbotschaft weitergeben. Denn nicht nur Judith, das Geburtstagskind

auch viele unserer Mitglieder und Familienangehörige waren tief gerührt von Dr. St. Amands Geburtstagsgruß:
"Ein Vogel flog von Deutschland nach Los Angeles und erzählte mir, dass du deinen 70. Geburtstag begehen wirst. Da ich die Vogelsprache beherrsche, verstand ich die Botschaft ohne Übersetzer. Du bist jemand, der sich der Hilfe für Fibromyalgiker in Deutschland gewidmet hat. - Wir glauben, dass 15% der Frauen verschiedene Intensitäten dieser Leben zerstörenden Krankheit besitzen. Dafür bewundern wir aus tiefsten Herzen Menschen wie dich, die sich für die Hilfe dieser Menschen in Not einsetzen. Bitte nimm meine herzlichsten Glückwünsche zu deinem Geburtstag entgegen. Wir brauchen deine weitere Unterstützung. Die Welt hat zu wenige Sprachrohre dieser Qualität.
Dr. R. Paul St. Amand"
Dieser Aussage Dr. St. Amands möchte ich mich voll anschließen und unsere Mitglieder von Contra-dem-Schmerz bedanken sich bei Dr. Amand, aber auch bei Judith Dagota für ihre unermüdliche Arbeit für alle Fibromyalgiekranken auf dieser Welt.
Lassen Sie mich abschließend ein Zitat des amerikanischen Forumsmitgliedes Margaret Mead hinzufügen: „Ich habe keine Zweifel daran, dass eine kleine Gruppe von nachdenklichen, engagierten Bürgern die Welt verändern kann. Ja, es ist das Einzige, was es immer gibt."

Birgit Latz

Danksagung

Ein herzliches Dankeschön all' denen, die mit dazu beitrugen, dass wir das vorliegende Buch für viele Fibromyalgiebetroffene Hoffnung bringend veröffentlichen konnten.

Unser besonderer Dank gilt der Verlegerin *Petra Pauls* für die abermalige, freundliche Zusammenarbeit bis zur Fertigstellung des Buches.
Ganz lieben Dank auch an unsere Mitmoderatoren von "Contra dem Schmerz", die Tag für Tag ein offenes Ohr für die Sorgen und Nöte der Fibromyalgiebetroffenen haben und ihnen fundiertes Wissen und Hilfe anbieten.
Ebenso danken wir Frau *Ingrid Menninger*, Leiterin der SHG Gruppe Tübingen, die mit uns einen regen Austausch führt und sich ebenfalls seit vielen Jahren für die Guaifenesintherapie einsetzt.
Danke aber auch an unsere Familien, die uns viel Verständnis für diese zeitaufwendigen, ehrenamtlichen Tätigkeiten entgegenbringen und uns tatkräftig unterstützen.

Inhaltsverzeichnis

1. Zur derzeitigen Situation der an Fibromyalgie erkrankten Menschen in Deutschland

In Deutschland gibt es entsprechend vorsichtiger Schätzungen etwa 2,4 Millionen Menschen, die unter der chronischen Schmerzkrankheit Fibromyalgie leiden.
Der kalifornische Endokrinologe Dr. Amand sagte dazu, dass 14 % aller Frauen unter dieser Leben zerstörenden Krankheit zu leiden hätten.
Viele Betroffene sind zunächst sehr froh, wenn ihre über Jahrzehnte nicht diagnostizierbare Schmerzerkrankung Endlich einen Namen erhält. Doch allzu bald zeigt sich, dass die als Fibromyalgie diagnostizierte Krankheit von den meisten Ärzten nur als Verlegenheitsdiagnose angesehen wird und allenfalls ein mitleidvolles Lächeln, wenn nicht gar Schlimmeres bewirkt. Und dies hat sich leider seit 1992, als Fibromyalgie auch in Deutschland offiziell als Krankheit anerkannt wurde, bis heute nicht geändert. Auch am Behandlungskonzept ändert sich kaum etwas solange man die von den Krankenkassen bezahlten Therapien nutzt. Schmerzmedikamente und Psychopharmaka bis hin zu süchtig machenden Morphium-Pflästerchen sind neben verschreibungspflichtigen Physiotherapien die derzeitigen Mittel der ersten Wahl.

Allerdings werden dem Hilfesuchenden viele offene Hände entgegen gestreckt, wenn man bereit und fähig ist zu glauben, dass „viel Geld zu bezahlen“ gleich zu setzen ist mit „viel Linderung zu erhalten“.
Da wachsen die Erfolgstherapien wie Spargel aus der Erde. Eigentlich ist auch das völlig verständlich. Denn nur der Pharmaindustrie das gewinnbringende Geschäft zu überlassen entspricht nicht dem modernen Geschäftsgebaren. Und wenn es dann doch eine wirkungsvolle Therapie geben soll-

te, bei welcher Betroffene mit wenig Geld zur Schmerzfreiheit geführt werden können, so kann dies nur Betrug im großen Rahmen sein. Denn wie anders kann man das benennen, wenn Geheilte zukünftig weder die helfenden Hände von Heilern, Therapeuten, Fachkliniken, Spezialisten und Medikamentenherstellern in Anspruch nehmen wollen? Soll denn das Heer der Arbeitslosen noch größer werden?
Die Mediziner allerdings, die auch die an Fibromyalgie erkrankten Menschen als ernst zu nehmende Patienten betrachten, werden davon jedoch nicht betroffenen sein.
Denn gerade solche Patienten erfordern das ganze Können sowie humanistisches Denken und Handeln von Medizinern, die ihren Beruf im Sinne der Heilung ausüben und nicht gewillt sind, ihre Patienten mit dem Zuschütten von kaum wirksamen, aber nebenwirkungsreichen Schmerzmitteln und Psychopharmaka noch zusätzlich zu belasten und zu schwächen. Doch leider sind diesen Medizinern dank unserer Sozialpolitik die Hände gebunden. Eine wirkliche Hilfe bei dieser chronischen Schmerzkrankheit können derzeit auch sie nicht leisten.

2. Wie ich dazu kam, meine Krankheit in die eigenen Hände zu nehmen

Mein Forumsbericht in einem Fibromyalgieforum:

Hallo ihr lieben Fibros, auch ich leide wie viele von Euch seit der Kindheit unter der Krankheit Fibromyalgie. Das sind nun mittlerweile bereits über 60 Jahre Leidenszeit mit Abschieben in die Psychokiste, viel Geldschneiderei und teure Therapien, die nichts brachten. Deshalb habe ich mich mit 63 Jahren entschlossen, meinem Körper noch eine letzte Chance zur Schmerzfreiheit zu geben und mich intensiv mit unserem Krankheitsbild und mir logisch erscheinenden Therapieansätzen befasst. Im Frühjahr 2004 lernte ich die Therapie von Dr. Amand kennen. Diese Therapie überzeugte mich wie keine andere. Mittlerweile wende ich sie bereits sieben Jahre lang an. Nach vier Jahren Therapiezeit litt ich nur noch geringfügig unter Schmerzen, so dass ich nur in Ausnahmesituationen eine Schmerztablette benötigte. **Seit zwei Jahren bin ich von den typischen Fibroschmerzen, den sogenannten Wachstumsschmerzen erlöst, fühle allenfalls noch eine leichte Schwere in den Gliedmaßen. Und das Beste daran ist, dass ich dafür im Monat nicht einmal 5 Euro ausgeben muss.**

Ich möchte Euch darüber berichten, wie diese Therapie nach Deutschland kam, warum sie hier kaum jemand kennt und wie ich diese Therapiemöglichkeit fand.

Das Medikament heißt Guaifenesin, die Therapie hat der kalifornische Arzt, Prof. Dr. Amand, ein Endokrinologe ins Leben gerufen. Er und seine drei Töchter litten ebenfalls unter dieser scheußlichen, chronisch ver-laufenden Schmerzkrankheit.

In seinem Buch, in welchem er seine Theorie zur Entstehung der Fibromyalgie erläutert und ausführlich die von ihm entwickelte Guaifenesintherapie darstellt, schreibt Dr. Amand, dass er sich mit 70 Jahren besser fühlt, als in seinen besten Mannesjahren. Mittlerweile hat er mit dieser Therapie viele Tausende Menschen in die Schmerzfreiheit geführt.

Warum wird hier in Deutschland diese Therapie nicht von den Ärzten angewendet?

Weil auf das Guaifenesin kein Patent besteht. Deshalb ist es so preiswert und für die Pharmaindustrie kein lohnenswertes Geschäft. Seine positive Wirkung zeigte das ursprünglich von der Rinde des Gujakbaumes gewonnene Mittel bereits vor 300 Jahren und wurde unter anderem sehr häufig gegen Rheuma eingesetzt. Heute wird das Guaifenesin verschiedenen Hustenmitteln als wirkungsvoller Schleimlöser beigefügt und ist selbst für Säuglinge zugelassen.

Dr. Amands Therapieform hat in Amerika weit mehr als Tausenden der Fibromyalgiekranken Schmerzfreiheit gebracht. Und das für viel weniger Geld, als man für die ansonsten benötigten Schmerzmittel bezahlen muss.
Auch in Deutschland wenden sich immer mehr Betroffene der Guaifenesintherapie zu. Mittlerweile dürften es mehr als tausend an Fibromyalgie erkrankte Menschen sein, die nur noch mit geringfügigen Schmerzen oder völlig schmerzfrei durch diese Therapie leben können.

In Deutschland wurde diese Therapie erst vor 8 Jahren durch eine Hebamme bekannt gemacht.
Ihr ging es zu der Zeit sehr schlecht und auch ihre 3 Kinder waren an der Fibromyalgie erkrankt. Da erfuhr sie durch eine Bekannte aus Amerika von dieser erfolgreichen Therapie. Bald darauf ließ sie sich das Medikament aus Amerika schicken und begann sofort damit.
Als sie die ersten Erfolge spürte, bekamen auch ihre Kinder das Guaifenesin. Der Weg zur Schmerzfreiheit ihrer Kinder war ein viel kürzerer, da sich ja in deren jungen Leben erst viel weniger der überschüssigen Phosphate, die nach den Erkenntnissen von Dr. Amand diese Schmerzen verursachten, abgelagert hatten.
Dora, die Hebamme lud andere Betroffene zu sich ein und erzählte von ihren Erfolgen.
Und schließlich kamen so viele Fibropatienten zu ihr, dass sie einen Raum im Gemeindehaus mietete und seitdem vierteljährlich ein Treffen durchführt. Auch ich war schon bei ihr, obwohl Setzingen bei Stuttgart für mich fast am anderen Ende der Welt liegt. Bei fast jedem Treffen, so erzählte es mir Dora sind sogar Besucher aus Österreich und der Schweiz dabei. Noch mehr bekannt wurde die Guaifenesintherapie, als ihre Tochter, die in Amerika ein

Medizinstudium absolvierte, die wichtigsten Fakten des Buches von Dr. Amand ins Deutsche übersetzte und so eine über die Therapie informierende Homepage von ihrer Familie ins Internet gestellt werden konnte. Durch den Hinweis einer Bekannten las ich das erste Mal von dieser Möglichkeit. Ich beschloss sofort, diese Therapie zu beginnen. Denn da ich zu jener Zeit bereits 63 Jahre war, wollte ich wenigstens noch ein paar gute Jahre genießen können. Ich habe es NIE bereut, denn die Schmerzen, die durch das Ausschwemmverfahren in der ersten Zeit entstanden, waren nie schlimmer als meine 10 letzten schmerzlichen Jahre vor der Guaifenesintherapie.

Bereits in der Kindheit litt ich unter ersten Symptomen wie: Wachstumsschmerzen, Schlafstörungen, Kopfschmerzen, Verdauungsstörungen, Allergien, Gelenkschmerzen, häufige Blasenentzündungen und erste Durchblutungsstörungen. Aufgrund der jahrzehntelangen Jahre des Einlagerns von überschüssigen Phosphaten litt ich im Jahre 2004 bereits 10 Jahre lang fortwährend, also ohne dazwischen auch nur stundenweise einmal gute Zeiten zu haben an schlimmsten Schmerzen. Ich befand mich unmittelbar vor der völligen Bettlägerigkeit, kam kaum noch die wenigen Treppenstufen zu unserem Haus hoch und litt voller Scham darunter, dass mein Mann und mein Sohn fast die gesamte Hausarbeit übernehmen mussten.

Ich sagte mir: Versuche diese Therapie, denn du hast nun nichts mehr zu verlieren, nur noch etwas zu gewinnen. Nachdem ich über ein halbes Jahr der Therapiezeit in Eigenregie und nur angewiesen auf die Anleitungen von Doras Homepage und natürlich auch Telefongesprächen mit ihr, hinter mich gebracht hatte, beschloss ich, ein Forum für die Guaifenesintherapie zu eröffnen.

Zwischendurch hatte ich bereits eine ganze Reihe guter Tage erleben können. Mein Mann und ich haben geweint, als wir es nach über 10 Jahren wagten, wieder einmal auf die Tanzfläche zu gehen - und es ging, ich war überglücklich. Natürlich hatte ich auch immer wieder Schmerzen, denn mit dem Beginn der Guaifenesintherapie verlief die Fibromyalgie sozusagen rückwärts. Die Schübe kamen weiterhin, aber statt weiterer Neueinlagerungen, wurden nun diese Stoffe wieder ausgeschwemmt und über die Nieren ausgeleitet. Denn der Endokrinologe Prof. Dr. Amand hatte erkannt, dass wir Fibros infolge eines Gendefekts überschüssige Phosphate, die wir täglich mit unserer Nahrung für einen gut funktionierenden Stoffwechsel zu uns nehmen müssen, nicht wieder über die Nieren ausscheiden können.

Beim Umkehrprozess durch das Guaifenesin, so stellte Prof. Dr. Amand während seiner über 50 jährigen Erfahrung fest, wird der Körper in zwei Monaten etwa von einem ganzen Jahr der bisherigen Ablagerungen befreit. Ich mache mittlerweile längst wieder meinen Haushalt. Heute habe ich zum ersten Mal unseren Rasen gemäht und konnte mir auf die Schulter klopfen und sagen: Du hast wieder ein weiteres Stück von Deinem Leben zurück.

Und das Ganze kostet mir im Monat nicht einmal 5 Euro.

Liebe Grüße

Judith

3. Ein erster Hoffnungsschimmer

Im Jahre 1992 las ich erstmals in einer Zeitschrift von einer Krankheit, die den Namen Fibromyalgie trägt. Als ich den Beitrag überflog, war ich völlig überrascht, dass sämtliche Symptome, die dort aufgezählt waren, schon Jahrzehnte lang zu meinem Beschwerdebild gehörten. Alles, was dort geschrieben stand, passte exakt zu meinen gesundheitlichen Problemen. Bisher wurde bei keiner Untersuchung, von keinem Arzt eine Ursache gefunden, die meine Beschwerden erklärten. Als Antwort auf jede intensive Untersuchung mit Labortests wurde mir mitgeteilt, dass ich mich freuen könne, denn ich hätte keinerlei organische Schäden, es sei alles nur vegetativ. Dies war die frühere Bezeichnung des heute üblichen Begriffes psychosomatisch. Wie ich diese Aussage hasste. Ich war also kerngesund und hatte dennoch seit über 30 Jahren immer stärker werdende gesundheitliche Probleme, fühlte mich völlig erschöpft, litt oft unter nur schwer erträglichen Schmerzen.

Soll ich so ein Weichei sein? Oder bilde ich mir das alles nur ein? Oder - was mich noch viel mehr belastete, war ich wirklich so ein Nervenbündel? Hatte ich als Lehrerin den falschen Beruf gewählt und vertrug den ganzen Stress um so Vieles weniger als meine Arbeitskollegen, meine Freunde, meine Verwandten?

Doch mit diesem Zeitungsartikel gab es einen Lichtblick, ich schien vermutlich wirklich krank zu sein, brauchte mich für meine gesundheitliche Schwäche nicht länger zu schämen. Dann würde man mich nicht mehr belächeln oder genervt das Gesicht zu verziehen, wenn ich mal wieder vor Schmerzen nicht weiter mehr konnte.

Wieder und wieder las ich diesen Artikel und legte ihn schließlich meinem Mann vor. Meine Frage: „Was hältst du davon, wollen wir zu dem hier erwähnten Facharzt fahren? Eine Strecke wären ja nur etwas mehr als 150 km." „Hinfahren können wir, aber mach' dir bitte nicht allzu große Hoffnungen. Die wurden dir schon zu oft Zunichte gemacht. ICH glaube dir ja, dass du Schmerzen hast."

Doch - Hoffnungen machte ich mir sehr große, so große, dass ich die Fragen des Facharztes für Fibromyalgie regelrecht euphorisch beantwortete. Denn meines Erachtens war die körperliche Untersuchung der Tender Points, der Beweis unter Fibromyalgie zu leiden, völlig eindeutig. Es gab keine einzige Stelle auf welche er intensiv drückte, die mir keine starken Schmerzen verursachte.

Der Facharzt, der meine Reaktion des Druckes auf die Tender Points wohl bemerkte, erläuterte bei der Auswertung: „Sie reagieren zwar deutlich auf die entsprechenden Schmerzpunkte, doch die Fibromyalgie haben Sie dennoch nicht! Denn Sie sind **nicht der Typ für diese Krankheit**."
„Und worunter leide ich dann?" - „Das kann ich Ihnen auch nicht sagen, es gibt ja viele Krankheiten, bei denen man mit Schmerzen reagiert."
Und damit begann für mich eine weitere jahrelange erfolglose Odyssee von Arzt zu Arzt, bis man endlich nach weiteren 10 langen, schmerzvollen Jahren im Fachkrankenhaus für rheumatische Erkrankungen die richtige Diagnose traf.

Heute weiß ich, dass meine häufigen, bereits in der Kindheit aufgetretenen so genannten „Wachstumsschmerzen", die von Ärzten jener Zeit als Weichteilrheumatismus bezeichnet wurden, bereits zu den Symptomen der Fibromyalgie gehörten. Als letztere leuchten mir diese Beschwerden bei unserer Krankheit Fibromyalgie auch ein. Doch wenn es Wachstumsschmerzen gewesen wären, dann müsste man mich wohl als ein Wunderwesen betrachten, denn unter diesen „Wachstumsschmerzen" litt ich während meines gesamten weiteren Lebens. Und dennoch zähle ich mich heutzutage mit der bescheidenen Größe von 1,59 m eher zu den kleineren Spezies der menschlichen Rasse.

4. Meine Krankengeschichte

Wenn ich zurückblicke, erinnere ich mich wie viele andere Betroffene auch, bereits seit der Kindheit an etlichen Symptomen gelitten zu haben, die wir heute der Fibromyalgie zuordnen.
Als Kriegskind zwischen zwei Bombennächten zur Welt gekommen, war sicher meine vorzeitige Geburt auf den extremen Stress, dem Mutter und Kind ausgesetzt waren zurückzuführen. Mein großes Glück war, dass mich meine Mutti voll stillen konnte. Dennoch schien mein Immunsystem geschwächt - Hautentzündungen und eine schwere Mittelohrvereiterung bereits im Kleinkindalter deuteten darauf hin. Beide Erkrankungen manifestierten sich, so dass Beschwerden dieser Art mich Jahrzehnte lang begleiteten.
Im Alter von acht Jahren kamen die erwähnten „Wachstumsschmerzen“ hinzu. Meine Eltern nannten diese Beschwerden „Reißen". Einreibungen mit stinkenden Salben brachten kurzzeitige Linderung. Als ich zehn Jahre alt war, litt ich, vermutlich durch sexuellen Missbrauch ausgelöst, unter ständigen Einschlafstörungen und wohl infolgedessen unter täglichen Kopfschmerzen. Solche Symptome ärztlich behandeln zu lassen, war zu jener Zeit nicht üblich. Ein eigenartiger Drehschwindel, der mich des Nachts während des Drehens im Bett überfiel und mich blitzartig zum Aufsitzen zwang, war ein weiteres Symptom.

Mit zwölf Jahren überkamen mich nach dem Essen die ersten Symptome von belastendem Völlegefühl und zeitweiliger Übelkeit mit Blähungen. In diesem Zeitraum grasierten in unserem Ort die Masern. Auch da griff ich wohl voll zu, denn ich war gezwungen, doppelt so lange wie die übrigen Schüler dem Unterricht fern zu bleiben. Immer wiederkehrende Schmerzen und Entzündungen im Bereich der Harnorgane sowie häufige Stuhlverstopfungen belasteten mich ebenfalls. - Im 7. Kapitel dieses Buches können

Sie unter der Fragestellung "**Leidet mein Kind auch schon an Fibromyalgie?"** folgende Erfahrungen Dr. Amand lesen: „Bei den meisten Kindern beginnen die Schmerzen im Alter von 8 - 10 Jahren.
Ziehende Schmerzen in den Beinen werden oft als „Wachstumsschmerzen" abgetan. (**Laut Dr. Amand ist Wachsen nicht schmerzhaft und Wachstumsschmerzen existieren nicht.)** Sie sind meist das erste erkennbare Symptom der Fibromyalgie, ebenso Erschöpfbarkeit, Konzentrationsstörungen, evtl. schon Reizdarm, Blasen- oder Hautprobleme. Infektanfälligkeit, Kopfschmerzen, Bauchschmerzen, bei Mädchen Menstruationsprobleme, Verstopfung und Durchfall können sich einstellen.“
Ich bin selbst völlig überrascht, wie identisch doch meine Anfangszeit der Fibromyalgie und auch meine Kindheitssymptome dem gleichen, was Dr. Amand innerhalb seiner jahrelangen Praxistätigkeit feststellen konnte. -

Besonders ungern erinnere ich mich an laufende Fußprobleme, die sich auch nach dem Tragen von Einlagen nicht besserten. Wir schoben diese Schmerzen auf das schlechte Schuhwerk, welches uns damals nur zur Verfügung stand. Diese Beschwerden, die ich zunächst nur in den Gelenken der Füße hatte, breiteten sich, als ich 16 Jahre alt war, auch auf die Hände, Beine und Arme aus. So bekam ich seit diesem Zeitraum immer wieder und ohne ersichtlichen Grund stark geschwollene, gerötete und heiße Kniegelenke. Die begleitenden Schmerzen waren zum Glück erträglich. Bewegungsschmerzen und „Reißen" linderte ich nun meist erfolgreich mit Wärmeanwendungen. Auch Sehnenscheidenentzündungen plagten mich häufig wiederkehrend. Doch wegen all der genannten Beschwerden einen Arzt aufzusuchen, hielten meine Eltern zur damaligen Zeit nicht für notwendig, auch lag der gesamte Gesundheitsbereich aufgrund der Folgen des Krieges und der Nachkriegszeit noch sehr im Argen. So war es üblich, mäßig stark verlaufende Krankheiten mit Hausmitteln selbst zu behandeln oder einfach zu ignorieren. Während ich nach meiner ersten Mittelohrvereiterung im Kleinkindalter immer wieder unter Ohrenschmerzen und zeitweiliger Schwerhörigkeit zu leiden hatte, bekam ich mit sechzehn Jahren meine zweite, sehr schwere Mittelohrvereiterung. Im Nachhinein ist mir klar, dass ich unwahrscheinliches Glück hatte, nach diesem Infekt wieder zu genesen. Denn die gebliebene mittelschwere Störung des Gehörorgans ist wenig im Vergleich zu der Schwere des Verlaufs der Krankheit. Ich hätte damals eindeutig in ein Krankenhaus gehört, nachdem sich vierzehn Tage lang ständig neuer Eiter bildete, die Temperatur täglich über neununddreißig Grad anstieg und eine Kieferklemme die Nahrungsaufnahme sehr erschwerte. Ich habe damals gelernt, mit stärksten Schmerzen zu leben. Aber in meinem Elternhaus kannte man keine Wehleidigkeit und auch bei diesen Symptomen genügte ein einmaliger Arztbesuch. Dieser war nötig, um der Mittelschule zur Begründung meines Fehlens vom Unterricht einen Beleg vorlegen zu können.

Bis zur Volljährigkeit litt ich noch zweimal an Infekten, die eitrige Mittelohrentzündungen verursachten, aber niemals wieder von derartig extremer Schwere.
Außer einer akuten Nasennebenhöhlenentzündung, behandlungsbedürftigen Durchblutungsstörungen, leichte depressive Verstimmungen und intensive Schmerzen bei den Regelblutungen schien mich jedoch diese Altersstufe vor weiteren Symptomen der Fibromyalgie zu verschonen.
(Einen derartigen Symptomverlauf bezeichnet Dr. Amand als **erstes Stadium der Krankheit Fibromyalgie**)

***

Mit der Gründung einer eigenen Familie beschritt ich aber einen Lebensweg, der die Vielseitigkeit der Symptome der Fibromyalgie ständig mehr zum Ausdruck brachte. Der Anfang dazu schien durch meine erste Schwangerschaft gelegt worden zu sein. Ab dem zweiten Monat wurde ich

täglich durch nicht enden wollende Brechattacken gequält. 50 bis 60 Mal täglich zu erbrechen ließ mich die Freude über die Schwangerschaft vergessen. Jeder Tag wurde für mich eine unvorstellbare Quälerei. Mein Körper war nicht fähig, erste Rundungen anzusetzen. Mein bis dahin sowohl mir als auch meinen Schülern Freude bringender Unterricht gehörte der Vergangenheit an, eine fröhliche Unterrichtsatmosphäre war nur noch Wunschdenken.
Im fünften Monat sagte mein Hausarzt zu mir: „So kann's nicht mehr weitergehen! Ich schreibe Sie jetzt krank, dass Sie erst einmal zur Ruhe kommen. So ist die Gefahr einer Fehlgeburt einfach zu groß."
Zusätzlich verordnete er mir Zäpfen, mit denen er hoffte, meinen Brechreiz wieder in den Griff zu bekommen.
Nun waren also Bettruhe und eine längere Schonzeit angesagt. Doch mein Körper wurde erneut strapaziert. Ein Tag vor Abschluss der Therapie gegen die Brechattacken reagierte mein Körper allergisch auf dieses Medikament und es stellte sich ein sehr unangenehm juckendes und über Tage anhaltendes Nesselfieber im gesamten unteren Körperbereich ein. Nach etwa zwanzig Jahren erzeugte der Inhaltsstoff dieses Medikamentes eine erneute schwere Allergie, die eine Notaufnahme um Mitternacht im Krankenhaus notwendig machte.

Aber zumindest hatte sich zunächst mein Befinden soweit verbessert, dass ich im Höchstfall noch bis zu 20 Mal Brechanfälle bekam. Die starken Würgereize trugen dann sicher auch dazu bei, dass im siebenten Monat, am ersten Wochenende als meine Arbeitszeit endete, die Wehen einsetzten.
Die Entbindung wurde eine einzige Quälerei, denn der Geburtskanal war noch viel zu eng. Natürlich glaubte mir die Hebamme nicht, dass ich erst im siebenten Monat sei. „Ach die jungen Muttis verrechnen sich sehr oft. Glauben Sie mir, bei Ihnen ist alles in bester Ordnung. Haben Sie einfach noch ein wenig Geduld!" Als in den frühen Mittags-

stunden der Schichtwechsel durchgeführt wurde und die neue Hebamme ein kurzes Gespräch mit mir führte, erlebten wir beide eine freudige Überraschung. Sie hatte vor über 24 Jahren bereits meinen Mann, den Vater des zu erwartenden neuen Erdenbürgers bei einer damals noch häufig üblichen Hausentbindung zur Welt gebracht.
Diese Hebamme glaubte mir mein angegebenes Geburtsdatum und bemühte sich sehr intensiv um mich. Ihre ersten Worte nach der Entbindung waren: „Ja Sie haben Recht, es ist eindeutig ein Frühchen."
Im Nachhinein war ich natürlich dennoch froh, dass keinerlei schmerzstillende Medikamente eingesetzt wurden, die man ansonsten in solchen Fällen vorsah.

Wenn ich gedacht hatte, dass sich mit der Geburt unseres ersten Sohnes mein Gesundheitszustand wieder normalisieren würde, so war dies leider ein großer Irrtum. Mein Magen beruhigte sich nicht mehr. Zwar war das Erbrechen vorbei, doch wie aus heiterem Himmel bekam ich eine akute Magenentzündung, die schließlich in eine chronische überging. Das Ergebnis dieser Magenschleimhautentzündung war ein Gewichtsverlust von 13 kg unter meinem bisherigen Normalgewicht. Die brennenden, mitunter auch schneidenden Magenbeschwerden waren ununterbrochen gegenwärtig und nervten total.

Und außerdem begann nun eine Zeit, in welcher sich die verschiedensten Beschwerden und Schmerzen einstellten. Kaum hatte ich eine Schmerzenszeit überstanden, stellte sich wenig später ein neues schmerzhaftes Symptom ein.
Sätze wie: „Du hast ja dauernd etwas anderes!", - „Du kennst dich wohl mit jeder Krankheit aus!" …oder wie mein Bruder zu mir sagte: „Komisch, was du so alles hast!" belasteten mich sehr. Noch mehr belasteten mich aber die Aussagen meiner Hausärzte, die sämtliche Beschwerden auf meinen Beruf schoben: „Ach Sie sind Lehrerin, nun dann sind das, was Sie haben, vegetative Störungen. Da

brauchen Sie sich also keine Sorgen zu machen!" Doch Sorgen machte ich mir sehr, denn ich begann zu grübeln, welche Ursache all diese „Wehwehchen" haben könnten. Natürlich fand ich nicht die wirkliche Ursache, hatte aber allmählich das Gefühl, dass nun auch noch mein Verstand versage, ich allmählich geisteskrank werde. Und ich versuchte immer mehr, meine körperlichen und psychischen Beschwerden zu verbergen.

Als sich ärztlicherseits eine dringende Auszeit meiner beruflichen Tätigkeit erforderlich macht, beschließen mein Mann und ich, die Geburt unseres zweiten Kindes als Vorwand zur Kündigung meiner Arbeit zu benutzen. Doch vorher nutze ich das Angebot einer dreiwöchigen Erholungskur. Mit eisernem Willen gelingt es mir, mein Gewicht wieder zu stabilisieren und aus dem Bereich der Untergewichtigkeit herauszukommen.
Im Gegensatz zur ersten Schwangerschaft erhalte ich als Folge der Frühgeburt bereits in den ersten Wochen der zweiten Schwangerschaft eine intensive ärztliche Betreuung. Ein mehrwöchiger Krankenhausaufenthalt und ein längerer Kuraufenthalt speziell für gefährdete Schwangere lassen mich schließlich den achten Schwangerschaftsmonat erreichen. Doch dann wird wegen vorzeitiger Wehentätigkeit mit starken Blutungen eine Vakuumentbindung erforderlich. Mein Gesundheitszustand wird durch das Stillen abermals verstärkt gefährdet, so dass ich nach sechs Monaten abstillen muss.
Eigenartige Drehschwindelphasen, die mir das Unterrichten schon vor meiner zweiten Schwangerschaft sehr erschwerten, verstärken sich derart, dass mehrere intensive Untersuchungen erforderlich werden.
Schließlich wird die schwere Krankheit „Morbus Menière“, eine Erkrankung des Gleichgewichtsorgans diagnostiziert. Medikamente schlagen kaum an, so dass ich ab diesem Zeitraum mehrere Jahrzehnte lang immer wieder von tagelang anhaltenden anfallartigen Drehschwindelattacken ge-

peinigt werde. Etwa fünf Tage lang halten stets die schweren Drehbewegungen an, so dass ich diese Zeit völlig erschöpft im Bett verbringe. Weitere drei Tage benötige ich, um wieder einigermaßen normal zu funktionieren.

Als sei dies nicht belastend genug, erleide ich erste Migräneanfälle mit Aura. Auch diese Anfälle werden von Jahr zu Jahr schwerer und ziehen sich stets über mehrere Tage hin.
Litt ich bereits als Kind unter Hautallergien, so stellten sich jetzt weitere Allergieformen ein. Besonders das allergische Reagieren auf die verschiedensten Medikamente machte es den Ärzten schwer, meine Beschwerden in den Griff zu bekommen.
Während ich als Kind und Jugendliche mehrmals unter eitrigen Mittelohrentzündungen litt, stellten sich nun häufig wiederkehrende Tubenkartharre mit wochenlang anhaltenden Hörstörungen und Hörgeräuschen ein. Als Folge davon und nach schweren Anfällen des Morbus Menière entwickelten sich schließlich drei verschiedene Arten von Tinnitus. Mein Allgemeinbefinden wurde auch dadurch erheblich belastet.

Die Sehstörungen, die mich während der Migräneanfälle quälten, traten allmählich auch ohne Kopfschmerzen auf. Es war der Beginn von unerklärlichen Sehstörungen, die mit Brennen und häufigem Tränen der Augen verbunden waren.
Untersuchungen verliefen bis auf eine früh auftretende Weitsichtigkeit ohne Befund. Belastend waren neben dem Brennen und häufigem Tränen besonders ein unscharfes, verschwommenes Sehen und Sehen mit Schleier vor den Augen.

Ich musste zwar immer schon häufig zum Zahnarzt, doch ab jetzt ließ ich kein Quartal mehr aus. Mal lag es an porösen oder bröckelnden Zähnen, mal wollten die immer wieder auftretenden Zahnfleischentzündungen einfach nicht mehr abheilen.

Obwohl ich die fünf Babyjahre nach meiner zweiten Frühgeburt mit als die schönsten Jahre meines Lebens empfand und keinerlei Stress ausgesetzt war, reichten doch diese immer wiederkehrenden oder neu hinzu kommenden Symptome aus, um mir meine Kraft zu rauben und mich nicht wirklich jung und voller Lebensenergie fühlen zu können.
Meine chronische Magenschleimhautentzündung, die sich jeder Medikamentenbehandlung widersetzte, bekam ich mit einem konsequent eingesetzten Hausmittel (frisch gekochten Leinsamensud über zwei Jahre lang täglich getrunken) wieder in den Griff. Allerdings stellten sich daraufhin immer wiederkehrende Beschwerden mit galleartigen Koliken ein, die deutlich auf einen Gallenstein hinwiesen. Wie bereits gewohnt, blieb auch dieses Mal die bildgebende Bestätigung aus. Auch manifestierten sich allmählich stärker werdend erste Beschwerden im Bereich der Wirbelsäule und in der Leistengegend.

Unter leichten depressiven Phasen litt ich seit meiner Kindheit. Diese Phasen traten aber stets nur kurzzeitig, meistens nur stundenweise auf.
Meine erste schwere Depression, die mich über ein halbes Jahr regelrecht lähmte, bekam ich nach dem Todesfall einer Tante. Mit ihr stand ich viele Jahre in engem und regelmäßigem Briefkontakt. Da sie im anderen Teil unserer Hauptstadt Berlin wohnte, war mein größter Wunsch eine Zeit zu erleben, da sie uns für längere Zeit besuchen könnte. Ihr Tod machte diesen tief sitzenden Wunsch von einem Tag auf den anderen zunichte.

Durch den Arbeitswechsel meines Mannes wurde ein Wohnortwechsel erforderlich. Dies hatte zur Folge, dass ich als unser Jüngster schulpflichtig wurde, mir ebenfalls eine neue Arbeitsstelle suchen musste.

Während der ersten zwei Jahre meiner erneuten Lehrertätigkeit wurde ich mit nur geringer Stundenzahl von der örtlichen Schule übernommen. Danach steigerte sich der Bedarf und ich konnte den gesamten Musikunterricht im Grundschulteil übernehmen.
Besonders problematisch war aber für mich, dass nun eine Phase der Fibromyalgie begann, in welcher ich in hohem Maße unter Infekten der oberen Luftwege zu leiden hatte.

Nach einem besonders schweren grippalen Infekt begannen chronisch rheumatische Schmerzen in Füßen und Händen. Das Blutbild zeigte keinen rheumatischen Befund. Ärztlicherseits wurde mir empfohlen, die Mandeln noch im Alter von 38 Jahren entfernen zu lassen. Zu jener Zeit war meine Körpertemperatur auch ohne Infekt ständig leicht erhöht. Dies hatte zur Folge, dass ich während der Voruntersuchungen für die Mandel-OP vom Krankenhaus wieder nach Hause geschickt wurde. Bei einer erneuten Aufnahme verschwieg ich die höheren Messwerte nach dem Fiebermessen.
Die OP war trotz örtlicher Betäubung äußerst schmerzhaft und so eine extreme psychische Belastung für mich.
Die rheumatischen Schmerzen verschwanden nach der OP kurzzeitig. Die Infekte, besonders im Hals- und Rachenbereich wurden jedoch ständig stärker. Besonders negativ wirkte sich hierbei leider das Entfernen der Mandeln aus, denn seit diesem Zeitraum litt ich unter leichter bis mäßiger chronischer Heiserkeit. Dies belastete meinen Einsatz besonders als Musiklehrerin sehr.
So entwickelten sich zusätzlich chronische, vegetative Störungen der Stimmbänder. Logopädische Übungen brachten keinen Erfolg. Dies hatte zur Folge, dass ich mich während des Musikunterrichts sowohl psychisch als auch körperlich völlig verausgabte. Häufige Erschöpfungszustände waren das Ergebnis.
Des Nachts begannen ab diesem Zeitraum starke Spannungszustände. Ich bekam das Gefühl, ununterbrochen für

irgendetwas sprungbereit sein zu müssen. Meinem Körper wurde es nicht mehr erlaubt zu entspannen. (Dieses Empfinden deckt sich hundertprozentig mit der Theorie zur Entstehung der Fibromyalgie von Dr. Amand)

Restlegg legs und eine nächtlich verstopfte Nase brachten zusätzliche Störungen meines Schlafverlaufs und trugen zur weiteren intensiven Erschöpfung bei.
Als Folge wurde ich psychisch labiler und hatte nicht die Kraft mich vor einem bösartigen Mobbing einer Kollegin zu schützen. Es kam zu häufigen depressiven Phasen.

Immer mehr fühlte ich mich in die Enge getrieben und in die Zeit meiner Kindheit zurückgesetzt, als ich wegen meiner schlimmen Erlebnisse keinen einzigen Ausweg mehr sah, um dieses schreckliche Geschehen zu beenden. Die Verzweiflung darüber und die Zerstörung meiner Persönlichkeitsstruktur begannen erneut. Natürlich bewirkten diese psychischen Belastungen eine weitere Verschlechterung der chronischen Halsbeschwerden.

Nach einer sechswöchigen speziellen Stimmheilkur – die leider nur für meine Sprechstimme, nicht aber für meine stark defekte Singstimme zugeschnitten war – hatte ich mich mit Hilfe verschiedener Therapien wie Tanztherapie und autogenem Training psychisch so weit gestärkt, dass ich nicht mehr völlig hoffnungslos war. Mit Hilfe der fachlichen Literatur zur Entstehung und Lösung psychischer Probleme sowie daraus abzuleitender Beschwerden, mit welcher ich mich während der Kurzeit intensiv beschäftigte, wurde mir immer klarer, dass meine Beschwerden ernsterer Natur waren als ich bisher vermutete. Eindeutig hatten meine bitteren kindlichen Erfahrungen zu einem schweren Kindheitstrauma geführt, unter welchem ich immer mehr zu leiden schien. Schließlich war mein Entschluss gefasst. Um aus diesem Sog, der mich immer mehr belastenden Depressionen wieder herauszufinden, musste ich mich in eine psychotherapeutische Behandlung begeben. Mein Mann war über diesen Entschluss entsetzt. Als er merkte, dass ich mich von diesem Entschluss nicht abbringen ließ, meinte er: „Na wir müssen ja niemandem sagen, dass du zu so einem Arzt gehst.“ Zu jener Zeit war es durchaus nicht üblich, dass sich ein normaler Bürger in eine Psychotherapie begab. Doch dies lag insbesondere daran, dass die Öffentlichkeit über psychische Krankheiten noch keinerlei Aufklärung erhalten hatte. Und mit den Worten wie besonders wir Fibromyalgiebetroffenen oft von Ärzten abgespeist wurden: „Bei Ihnen ist alles psychisch. Sie brauchen sich also keinerlei Sorgen zu machen, das ist nicht schlimm", wurde bei den Betroffenen fast immer das Gegenteil erreicht. Ihre Psyche wurde noch mehr in Unruhe versetzt, sie fühlten sich als Spinner oder Simulanten. Auch trug dies kaum dazu bei, dass sich die Schmerzen nach einem Arztbesuch verringerten.

So suchte ich also begleitet von meinem Mann eine psyotherapeutische Ambulanz auf.
Was wir allerdings beide überhaupt nicht vermuteten, war der Verlauf dieser Therapie. Denn nach der Anfangsuntersuchung wurde ich für sechs Monate stationär aufgenommen. Ich ging während dieser Zeit durch alle Höhen und Tiefen, die so eine spezielle Psychotherapie mit sich bringt.
Da auch eine ganz spezielle Singstimmtherapie, die für meine persönlichen Stimmprobleme zugeschnittenen war, hinzugefügt wurde, besserten sich auch diese Beschwerden ganz erheblich.
Die Depressionen ließen durch die stationäre Behandlung allmählich immer mehr nach, obwohl keinerlei Medikamente zum Einsatz kamen. Derzeit wurde in unserem Land die Meinung vertreten, dass Psychopharmaka nur bei psychisch Schwerkranken zum Einsatz kommen dürfen.

Meine übrigen krankhaften Beschwerden veränderten sich durch die psychotherapeutische Betreuung allerdings nicht

und blieben mir weiterhin erhalten. Besonders die starke Erschöpfung quälte mich nach wie vor.
Nach erneuter Aufnahme des Schuldienstes mit vielen guten Vorsätzen sowie wöchentlicher ambulanter Psychotherapie rutschte ich innerhalb von zwei Arbeitsjahren und dem Tod meines Vaters leider in ein noch tieferes psychisches Loch. Ich wurde extrem von Suizidgedanken gequält. Die gefühlte erneute Auswegslosigkeit meiner Lebenssituation verursachte in mir eine psychische Erstarrung wie ich sie bisher noch niemals kennengelernt hatte. Alle Symptome unseres sogenannten Fibronebels (wie Gefühl des Neben sich Stehens, Orientierungsschwierigkeiten, Wortfindungsprobleme) belasteten mich zusätzlich derart, dass ich vermutete, nun wirklich verrückt zu werden.
Um der Suizidsucht zu entgehen, wie sie meine Großmutter zum Opfer gefallen war, wandte ich mich privat an eine besondere Person meines Vertrauens, die ich während meiner stationären Psychotherapie im psychiartrischen Krankenhaus gefunden hatte.
Das Gespräch mit ihr gab mir so viel Mut, dass ich mich an den Stationsarzt dieser Klinik zu wenden wagte. Nun verschrieb dieser mir Antidepressiva, die ja vorher keinesfalls zum Einsatz kommen durfte. Eine unerwartet aufgetretene schwere Medikamentenallergie zwang mich allerdings zum sofortigen Abbruch dieser Psychopharmaka. Zusätzlich wurde eine stationäre nächtliche Notaufnahme erforderlich. Nach dem Abklingen der allergischen großflächigen Hautveränderungen wurde ich dem Chefarzt des Krankenhauses vorgestellt. Noch heute bin ich diesem Mediziner für die sorgfältige Medikamentenauswahl, die genau auf meine Symptome zugeschnitten schien dankbar. Denn nicht nur meine Depression verschwand, ich fühlte mich insgesamt wie ein neuer Mensch. Besonders glücklich war ich, dass ich wieder zu mir selbst fand. Während der folgenden vier Jahre entwickelte ich Kräfte, die ich mir nach all den Jahren der Erschöpfung und der ständig zunehmenden Beschwerden niemals mehr zugetraut hätte.

Trotz weiterer schwerer allergischer Reaktionen auf Medikamente, fortschreitender Rückenbeschwerden, Beginn von sehr schmerzhaften Mittelfußblockierungen, die in späteren Jahren das Tragen von orthopädischem Schuhwerk erforderlich machten, gelang es mir in dieser Zeit einem lange zurückgehaltenem Wunsche nachzugehen und ein Diplom als Musiklehrerin zu erwerben. Möglich wurde dies dadurch, weil mir das von nun an ständig eingenommene Antidepressivum mehr Lebensenergie, Lebensfreude und vor Allem besseren Schlaf bescherte.

Wöchentliche krankengymnastische Übungen, die ich erst nach 10 Jahren infolge völliger Erschöpfung gänzlich absetzen musste, trugen dazu bei, dass die Rückenbeschwerden und auch die zu dieser Zeit festgestellten Schmerzen durch Abnutzungserscheinungen der Hüftknochen im erträglichen Rahmen gehalten werden konnten.

Zu einem erstmalig völligen Zusammenbruch durch die Fibromyalgie kommt es während der Zeit der Wende. Viele berufliche, aber auch familiäre Veränderungen, wie lebensgefährliche Erkrankung meines ältesten Sohnes, Aufnahme und Pflege meiner an Alzheimer erkrankten Mutti über einen Zeitraum von acht Jahren in unserem Haushalt raubten mir mehr Energie als mir als Fibromyalgiebetroffene zur Verfügung stand. (Nach Dr. Amand **war** dies **das zweite Stadium der Fibromyalgie)**

***

So begann für mich nun die Zeit der nur noch „schlechten Tage" und eine extreme Erschöpfung. (Nach Dr. Amand beginnt ab dieser Zeit **das dritte Stadium der Fibromyalgie.**)
Mit dem Mobilisieren meiner gesamten Kräfte gelingt es mir nur noch mühsam, meinen Arbeitstag zu bewältigen. Danach falle ich völlig erschöpft ins Bett, Haushalt erledigen oder ein privates Leben wie bisher zu führen, gibt es

für mich nicht mehr. Nach ein bis zwei Stunden Schlaf bereite ich mich auf den folgenden Schultag mit all seinen zu erledigenden Aufgaben vor. Vom Arzt verordnete Schlaftabletten, die meine nächtlichen Schmerzen betäuben und mir einige, aber zu wenige und unruhige Stunden Schlaf bringen, als dass sie meinen ausgemergelten Körper wieder völlig regenerieren würden, begleiten mich von nun an fast drei Jahrzehnte lang.
Ich hatte zwar zu diesem Zeitraum - wir schrieben das Jahr 1992 - bereits von der Fibromyalgie gehört und meine Vermutung war, an dieser Krankheit zu leiden. Doch einer der seltenen Fachärzte, die es zu jener Zeit für diese Krankheit gab, sagte, die Schmerzpunkte dazu habe ich schon, aber ich sei nicht der Typ für diese Krankheit. Aus unendlicher Hoffnung nun endlich die mich quälende Krankheit gefunden zu haben, war ich sehr euphorisch, und so sicher dem Arzt nicht depressiv genug.
Nun begannen also für mich nur noch ununterbrochen sehr schlechte Tage, die als Folge der Unkenntnis dieses Spezialisten weitere 10 schmerzliche Jahre für mich brachten, ohne dass eine gezielte Behandlung einsetzen konnte.

Folgende neue Krankheiten kamen während dieser Zeit hinzu oder verstärkten sich extrem:
Schwerste migräneartige Schmerzattacken, die mich zwangen, immer häufiger und länger das Bett zu hüten (stets mindestens 7 Tage lang) und dem Unterricht fernzubleiben. Die Ursache dieser Kopfschmerzen wird in späteren Jahren im Schlaflabor als Schlafapnoe diagnostiziert und zunächst erfolgreich mit Schlafmaske therapiert. Nach zweijähriger erfolgreicher Anwendung der Schlafmaske entwickelte sich urplötzlich eine akute Nasenschleimhautentzündung, die sehr bald in eine chronische überging und die weitere Verwendung der Schlafmaske unmöglich macht. Nachdem ich einige Jahre erfolgreich die Guaifenesintherapie durchführte, zeigte sich, dass ich nicht wirklich an der Schlafapnoe, sondern infolge der Fibromyalgie an einer Erschlaffung der

gesamten Muskulatur litt. Dies ist das Ergebnis der vielschichtigen Ablagerungen von überschüssigen Phosphaten, da wir Fibromyalgiebetroffenen unter einem Gendefekt zu leiden scheinen, der unseren Nieren das Ausscheiden dieser überschüssigen Phosphate nicht ermöglicht. Jetzt hat meine Muskulatur ihre frühere Elastizität wieder und die Atemaussetzer treten nicht mehr auf.

Alle diese Beschwerden wurden natürlich wie bisher auch stets auf meine Psyche geschoben.
Besonders fürchtete ich mich vor einer Form von schwersten, nächtlich beginnenden Kopfschmerzen. Sie rissen mich aus dem tiefsten Schlaf. Erträglicher wurden sie nur, wenn ich mich aufrecht setzte. Doch auch das ertrug ich nur kurze Zeit, eine begleitende starke Erschöpfung zwang mich etliche Tage lang ständig erneut zum Liegen.
Während der ersten Anfälle dieser Art überfiel mich die große Angst, unter einer Hirnblutung oder Ähnlichem zu leiden. Eigenes Husten, Niesen oder laute Geräusche verstärkten diesen Schmerz ins Unerträgliche. Während diese Kopfschmerzform zunächst nur etwa vierteljährlich auftrat, wurde ich in späteren Jahren immer häufiger von diesen unerträglichen Beschwerden überfallen. Während der letzten Jahre vor der Guaifenesintherapie musste ich deshalb mindestens einmal im Monat für acht bis zehn Tage krankgeschrieben werden. Sowohl für mich als auch für meinen Mann bedeuteten diese Fehltage, die stets völlig unerwartet und ohne Vorzeichen einen Anruf wegen meines Arbeitsausfalls bedeuteten, zusätzlichen Horror.
Heute ist mir klar, dass auch dieses Angst einflößende Symptom durch die Fibromyalgie ausgelöst wurde, denn neben den Kopfschmerzen litt ich während dieser Zeit immer auch unter verstärkten Rückenschmerzen.

Zunächst wurden auch diese Beschwerden auf meine psychische Belastung geschoben und wirkten sich weiterhin äußerst negativ auf meine Persönlichkeitsstruktur aus. Deshalb waren wir regelrecht froh, als man dies als Folge einer Schlafapnoe diagnostizierte, zumal auch die Beschwerden durch das Tragen der Schlafmaske geringfügiger wurden.

Mit dem Beginn der nur noch schlechten und schmerzhaften Tage, deren Folge eine unvorstellbar extreme Erschöpfung war, begann ich auch die Nächte ständig mehr zu fürchten. Immer häufiger mied mich der Schlaf über Stunden oder ich wurde infolge sehr starker Schmerzen oder nächtlichen starken Hustenanfällen aus dem Schlaf gerissen. Natürlich brachten mir diese Nächte keinerlei Erholung mehr. Völlig erschlagenes Wachwerden war die Folge. Mein Ausspruch dazu lautete: „Ich habe morgens das Gefühl, durch eine Hammermühle gedreht worden zu sein, so stark schmerzt mein gesamter Körper."

Als es zu Tennisarmbeschwerden beidseitig kommt, bin ich auch im Führen meines Haushalts stark beeinträchtigt. Denn diese Schmerzen sind ständig gegenwärtig, lassen sich nicht mehr heilen, nur noch schmerzlindernd therapieren. Die gesamten Schmerzen und die überstarke Erschöpfung werden so stark, dass ich die wöchentlichen krankengymnastischen Übungen nach über zehn Jahren abbrechen muss.
Es stellen sich nun in allen vier Extremitäten so starke nächtliche Schmerzen ein, dass ich gezwungen bin, Schmerzmittel einzusetzen. Doch durch diese bildet sich ein Zwölffingerdarmgeschwür heraus, welches mich zwingt, auch diese Medikamente abzusetzen. Nach spezieller Behandlung heilt dieses bald wieder aus.
Wegen der nächtlichen, meist sehr starken Schmerzen humpele ich nun des Nachts oft umher oder weine mich in den Schlaf, und die Erschöpfung schreitet ständig stärker voran.
Immer häufiger auftretende Effekte der oberen Luftwege, insbesondere der Nasennebenhöhlen enden nun stets mit anschließendem schmerzhaften Infekt der Harnorgane und

der Beginn von sehr stark verlaufenden und ärztlicherseits nicht beeinflussbaren Entzündungen im Anal - und Genitalbereich. Dieser Verlauf zwingt mich schließlich nach 12 monatiger Krankschreibung auf Anraten der Krankenkasse meine Altersrente vorzeitig zu beantragen. Diese wird mir auch sofort, allerdings mit erheblichen finanziellen Abzügen gewährt.
Zu den häufig erwähnten Infekten kommt es nun zusätzlich auch im gesamten Zahnfleischbereich zu fast chronisch verlaufenden kaum beeinflussbaren Entzündungen des Zahnfleisches.
So macht sich immer häufiger der Einsatz von Antibiotika erforderlich. Leider verschlimmert sich dadurch das vorhandene Krankheitsbild zusätzlich durch starken Pilzbefall.
Ich greife zu einer erneuten, dieses Mal acht Wochen dauernden stationären Psychotherapie. Dort gelingt es endlich, das mich mein bisheriges Leben lang belastende Problem des kindlichen Traumas in den Griff zu bekommen. So fühle ich mich zwar psychisch sehr gefestigt, doch selbst nach mehreren Monaten ändert sich an den starken Schmerzen und der noch stärker gewordenen Erschöpfung nichts.
Ganz im Gegenteil, sämtliche Symptome und die Gesamterschöpfung nehmen weiterhin beängstigend zu. In meiner Verzweiflung begebe ich mich in die Behandlung einer Geistheilerin.
Das Wunder der allmählichen Rückkehr der völlig verlorengegangenen Kraft und des Lebensmutes beginnt sehr zögerlich.
Doch nun habe ich den Mut und die Energie mich ins rheumatologische Krankenhaus zur Abklärung meiner Schmerzen überweisen zu lassen. Auf meinen noch immer vorhandenen Verdacht hin wird Fibromyalgie vermutet und nun - nach der aus Unkenntnis eines Spezialisten weiteren 10 schmerzlichen durchgequälten Jahre - auch in der Diagnose bestätigt.
Die intensive stationäre Schmerztherapie bringt leider nur vierzehn Tage nach dem Krankenhausaufenthalt Linderung

aller Beschwerden. Dann setzt die Verschlechterung wieder abrupt ein.
Zu den Beschwerden im Anal -und Genitalbereich äußerte sich der Chefarzt des Krankenhauses mit den Worten, dass er diese Symptome nirgends zuordnen könne.

Da mir bei diesen Beschwerden weder Frauenärzte, Hautärzte, Urologen noch Internisten helfen konnten, starte ich 14 Tage nach meinem Krankenhausaufenthalt eine intensive Recherche der Krankheit Fibromyalgie innerhalb des Internets und muss tatsächlich erkennen, dass diese Symptome ebenfalls zur Fibromyalgie gehören.

Ich kann mittlerweile kaum noch die Treppenstufen zu unserer Wohnung hochkommen. Eine fast ununterbrochen vorhandene schwere Erschöpfung ermöglicht mir außer Staubwischen keine häusliche Arbeit mehr. Selbst nach dem Staubwischen bin ich völlig erschöpft. Infolge der Schwäche überfallen mich Übelkeit, Schüttelfrost und akute Kreislaufbeschwerden. Dem Zusammenbrechen nahe fällt es mir unsagbar schwer, mich mühselig zum Bett zu schleppen. Besonders aber fürchte ich jeden Toilettengang, denn dieser zwingt mich ebenfalls zu längerer, absoluter Bettruhe (etwa zwei Stunden lang), weil ich nur so der schier unerträglichen Schmerzen im Anal-Vaginalbereich wieder Herr werden kann. Schmerztabletten sind hierbei völlig wirkungslos. Diese immer häufiger auftretenden Situationen machen mir panische Angst. Mein Körper scheint täglich mehr Lebensenergie zu verlieren.
Schließlich ist das Sitzen nur noch mithilfe eines Sitzringes möglich. Beim Autofahren zu Arztbesuchen tritt Schmierblutung an den örtlichen Entzündungen ein - die Drüsen im Bereich der Leisten schmerzen und sind derart geschwollen, dass ich nur unter sehr starken Schmerzen kurzzeitig laufen kann. Ja, selbst die Haut schwillt durch die Erschütterung beim Autofahren an und schmerzt, als würde sie zerreißen. Wegen all der schier unerträglichen Probleme

stürze ich mich im **Frühjahr 2004 aus reinster Verzweiflung auf die im Internet vorgestellte Guaifenesintherapie**, obwohl das Wissen darüber noch längst nicht so umfassend ist, wie jetzt nach dem Erscheinen Prof. Dr. Amands Buches in deutscher Sprache.
Doch die Theorie zur Entstehung der Fibromyalgie, welche Prof. Dr. Amand aufstellte, erscheint mir als einzige der vielen bisher geäußerten möglichen Ursachen als logisch und auch das vielseitige Schmerzgeschehen wird so umfassend betrachtet wie ich es bisher noch nirgends dargestellt lesen konnte. Endlich wurde mir durch Dr. Amands niedergeschriebenen Erfahrungswerten bestätigt, was ich schon lange vermutete, nämlich dass meine gesamten unaufhörlich schlimmer werden Symptome alle einer einzigen Krankheit zuzuordnen sind. So wende ich mich voller Hoffnung seiner Guaifenesintherapie zu – wohl wissend, dass diese Therapie kein Zuckerschlecken ist und viel Geduld erfordern wird.

5. Verlauf meines Genesungsweges

a) Der Beginn meines Genesungsweges

Nach anfänglich erwarteter und auch eingetretener Erstverschlimmerung zeigen sich zunächst nach etwa 8 Wochen winzige Erfolge bei der Verbesserung meiner depressiven Stimmungen. Es sind minutenlang auftretende Glücksmomente, die wie aus heiterem Himmel und völlig überraschend über mich kommen. Sie reißen mich aus meiner Lethargie, weisen mir kurzfristig den Weg zu einem längst vergessenen Gefühl der Lebensfreude. Gerade so als würde ich aus dem tiefsten Schattendasein auf die Sonnenseite des Lebens getragen, fühle ich, wie dieses allumfassende Glück meinen gesamten Körper durchdringt und meine Seele erwärmt.

Als Nächstes fühle ich stundenweise Verbesserungen von Lebensmut, Kraft und Energie. Diese Beobachtung macht mich überglücklich. Dann, ganz allmählich findet eine Linderung in allen Schmerzbereichen statt.

Die Entzündungen im Harnblasen-, Vaginal- und Analbereich beginnen ganz langsam abzuheilen, treten aber auch während der folgenden Jahre sporadisch immer wieder auf.

Der Schlaf verbessert sich insofern, dass ich nicht immer wieder von nächtlichen starken Schmerzzuständen aufgeweckt werde. Die morgendlichen Schmerzen bleiben allerdings erhalten. Lindern lassen sie sich aber von nun an durch eisiges Duschen nach den täglich noch im Bett durchgeführten Beckenbodenübungen. Diese führte ich auch während meiner schmerzhaftesten Zeit regelmäßig durch, um nicht völlig meiner Schwäche zu erliegen. Im Laufe des Vormittags lassen nun die stärksten Schmerzen größtenteils nach, so dass ich im weiteren Verlauf des Tages immer häufiger schmerzfrei bin.

Meine Lebensenergie steigert sich weiterhin, wenngleich auch nur langsam. Meine Stimmungen verändern sich stundenweise von mäßig bis stark depressiv bis hin zu optimistischen Glücksgefühlen. Dieser Zustand hält etwa ein halbes Jahr an, dann wechseln die Zustände wochen- bis tageweise zwischen guten und schlechten Zeiten. Hier muss ich allerdings hinzufügen, dass die Schmerzzeiten niemals mehr den schlimmsten Zustand vor der Guaifenesintherapie erreicht haben.

Mit viel Geduld und konsequentem Einhalten der Therapieanleitung gelingt es mir, nach zweijähriger Therapiezeit immer mehr, frühere Arbeits- und Betätigungsbereiche wieder aufzunehmen. Allerdings darf ich mich sowohl vom Zeitfaktor als auch vom kräftemäßigen Einsatz her nur sehr begrenzt einbringen. Ansonsten folgen unweigerlich mehrere Tage mit sehr starken Schmerzen der überbelasteten Körperregionen.
Diese zwar langsamen, aber ständig fortschreitenden positiven Veränderungen meines Gesundheitszustandes lassen mich sehr hoffen, dass auch ich in weiteren ein, zwei Jahren größtenteils schmerzfrei sein werde.

Nun versuche ich wieder, den berühmten Spruch des französischen Apothekers Emile Coué, welchen mir die Geistheilerin empfahl **„Es geht mir mit jedem Tag in jeder Hinsicht immer besser und besser!“** für meine Genesung unterstützend einzusetzen. Jedoch kann ich diesen Spruch in dieser konkreten Aussage nicht akzeptieren. Erst als ich ihn zu mir passend verändere: **„Es geht mir mit jedem Tag in jeder Hinsicht immer ein kleines bisschen besser und besser**!“ ist dies für mich eine wahre Aussage und ich wende ihn über zwei Jahre täglich an.
Ich möchte noch weitere Verbesserungen, die sich innerhalb der ersten zwei Jahre einstellten nennen: Vor Beginn der Guaifenesintherapie vertrug ich keinerlei Sonne

mehr. In früheren Jahren genoss ich wie die meisten jungen Menschen voller Genuss das Sonnenbaden. Nun durfte ich gar nicht mehr aus dem Schatten heraus, weil ich in kürzester Zeit schmerzhafte Verbrennungen bekam. Da nützte auch kein Eincremen mit sehr hohem Lichtschutzfaktor. Nach dem ersten Therapiejahr waren die Verbrennungen wesentlich geringer, ich konnte auch mal kurzzeitig in die Sonne. Und nach zwei Jahren Therapiezeit verfärbte sich meine Haut nach anfänglicher Rötung wieder braun. Im Urlaub verwendete ich wegen der vielen Mücken das Mittel Azaron before für europäische Länder. Dieses hatte außerdem einen LSF 5, also nicht viel, aber das reichte tatsächlich aus, um mich vor einem Sonnenbrand zu schützen. Solche kleinen, aber offensichtlichen Erfolge machten mir sehr viel Hoffnung und mein Vertrauen zur Guaifenesintherapie trug wesentlich dazu bei, meine stark angeknackste Psyche wieder zu kräftigen.
Ähnliches geschah, als meine Frisöse feststellte, dass sich meine Haare völlig verändert hätten; sie waren dicker geworden und mein Alter wurde durch kein weißes Haar verraten.

Die trockene Haut an Armen und Beinen hatte ich nach wie vor, aber im Gesicht traten kaum noch Pickel auf. Das Gehen war um vieles besser geworden, auch kam ich nun schon ohne große Mühe die Treppen herauf. Besondere Freude bereitete es mir, dass ich immer häufiger mit meinem kleinen Yorki nach fetziger Musik herumtanzen konnte, so wie ich dies für mein Leben gern in jungen Jahren mit meinen Kindern getan hatte.

Wenn ich zurückdenke, so habe ich vor Augen, dass ich vor zwei Jahren meinen Haushalt nicht mehr allein schaffte. Ich erinnere mich, wie mich das Entsetzen überfiel, weil ich mich nach dem Staubwischen stets für längere Zeit hinlegen musste, weil mich schwere Schwächezustände völlig niederdrückten. Nach zwei Jahren Therapiezeit machte ich

schon wieder vieles im Haushalt selbst. Tätigkeiten, bei denen wir allerdings wussten, dass sich durch die überdehnten Bänder Blockierungen einstellen könnten, wie dies oft nach dem Staubsaugen geschah, übernahm weiterhin mein Mann.
Auch mein Gedächtnis hatte sich fast schon wieder normalisiert, es funktionierte nun um vieles besser, als noch vor 5 Jahren, als ich 60 wurde.

Zahnschmerzen, wie wir Fibros sie kennen, also ohne Befund habe ich des Öfteren noch, aber auf heiß und kalt reagierte ich bereits wieder normal. Ich konnte ja vorher meinen Kaffee nur noch lauwarm trinken.
Die Zahnfleischentzündungen sind um vieles seltener geworden, jahrelang waren sie ständig vorhanden.

Die Erschöpfung und Tagesmüdigkeit haben sich erfreulicherweise sehr zum Positiven verändert. Ich muss mich am Tage viel seltener hinlegen, und dann auch nur einmal am Tag.
Vor fünf Jahren waren meine Hauptaufenthaltsorte das Bett oder das Sofa.

Was mich noch etliche Jahre belastete, waren die morgendlichen Schmerzen am ganzen Körper, so dass ich mich dann wie eine uralte Frau bewegte. Bei stärkerer Belastung traten diese Schmerzen auch nach den zwei Therapiejahren noch auf. Das bedeutete also für mich, sehr genau auf meinen Körper zu achten und schon leichte Belastungs- oder Erschöpfungsanzeichen sehr ernst zu nehmen.
Verhielt ich mich aber wie jahrelang zuvor auch und ignorierte die Hinweise meines Körpers, überließ also meinem Willen die Entscheidung, wann eine Ruhepause einzulegen sei, dann zahlte sich diese Überforderung stets mit starken Schmerzen über etliche Tage aus. Leider ertappte ich mich besonders während der ersten zwei Jahre innerhalb einer schmerzärmeren Phase trotz dieser zu erwartenden Schmer-

zen immer wieder dabei, wie ich bereit war, mich zu überfordern. Mit dem Gendefekt zu leben und den Körper allmählich in die Schmerzfreiheit führen zu können, bedeutet in erster Linie Rücksicht zu nehmen auf das Energiedefizit, welches uns Fibros in die Wiege gelegt wurde. Nur dann können wir wirklich völlig frei von Fibromyalgieschmerzen werden.

b) Drei Jahre Guaifenesintherapie erfolgreich geschafft

Rückblick:

Ich habe in der dritten Märzwoche 2007 eine dreijährige Therapiezeit geschafft und bin jetzt im vierten Jahr der Guaifenesintherapie, Wahnsinn.

Um es deutlich und übersichtlich aufzuzeigen, schreibe ich hier alle Themenbereiche (siehe Buch „Gefangen im Schmerz“) hin und schätze entsprechend meiner jetzt noch vorhandenen Beschwerden ein.

1. Rheumatische Beschwerden in Muskeln und / oder Gelenken: Nur noch selten, aber nie mehr so schlimm, dass ich weinen muss, bzw. Schmerzmedis brauche.

2. Beschwerden an der Wirbelsäule:

Die schlimmen, wochenlang anhaltenden und schwer beeinflussbaren Rückenschmerzen sind völlig weg. Schmerzen treten nur noch kurzzeitig auf und verschwinden schnell wieder. Allerdings muss ich mich noch vor stärkeren Belastungen hüten.

3. Auffällige Erschöpfung:

Diese ließ allmählich aber ständig nach, bis vor etwa 6 Wochen hatte ich schon wieder zeitweiligen Power, der mir ein Teil meines früheren Lebens wiedergab. Vor etwa 6 Wochen bekam ich eine Blockierung, so dass sich die Erschöpfung und Schwäche wieder stark einstellten und ich bis jetzt noch nicht richtig darüber hinweg bin, ich muss immer wieder stärkende Mittel nehmen.

4. Magen/Galle/Leber – Probleme:
Diese Probleme, unter denen ich jahrelang extrem zu leiden hatte, treten nur noch ab und an und dann in leichter Form auf.

5. Verdauungsprobleme / Darm:
Außer bei zeitweiliger Hartleibigkeit (wenn ich vermehrt Bitterschokolade verzehrt habe) ist mein Stuhlgang normal. Die schmerzhafte Enddarmentzündung ist völlig ausgeheilt.

6. Vaginal-/Anal- Probleme:
Die schlimmsten Beschwerden sind völlig weg, hin und wieder leide ich noch unter einem Brennen nach dem Wasserlassen. Dies tritt besonders nach intensiven Ausschwemmungsphasen auf.

7. Kopfschmerzen/Migräne:
Ich leide noch öfter an meistens leichter Migräne, benötige also keine Schmerzmittel mehr. (Vor der Guaifenesintherapie wurde ich deshalb monatlich 7-14 Tag krankgeschrieben.)

8. Schlafstörungen:
Hier hat sich leider noch keine Besserung eingestellt, ich benötige nach wie vor vom Arzt verschriebene Schlaftabletten, dies kann aber insbesondere auf mein kindliches Missbrauchstrauma zurückzuführen sein.

9. Immunstörungen/auffallend starke Infekte:
Darunter leide ich nicht mehr.

10. Hautprobleme:
Besonders an den Beinen zeigt sich noch trockene Haut, dies scheint vermutlich altersbedingt zu sein. Noch häufig zeigen sich rote Flecken wie früher an beliebigen Körper-

stellen, sie zeichnen sich jetzt durch flüchtiges Auftreten aus und sind fast schmerzlos.

11. Zahnprobleme / Zahnfleisch:
Im Kieferbereich treten noch immer ohne ersichtlichen Grund plötzlich Zahnschmerzen auf. Diese sind aber nach einem Kurzschlaf oder Schmerzmedis wieder völlig verschwunden.

12. Depressionen / Trübsal:
Noch immer vorhanden, aber das stundenweise starke Schwanken von euphorisch bis tief betrübt tritt nicht mehr innerhalb dieser kurzen Phasen auf. Dadurch ist dieses Symptom nicht mehr so stark belastend.

13. Tennisarme /Karpaltunnelsyndrom / Sehnenscheidenentzündungen:
Innerhalb des letzten halben Jahres hatte ich wohl infolge der Ausschwemmung in diesem Bereich stärkere Beschwerden, aber sie sind bereits wieder am Abklingen.

14. Ohrgeräusche / Tinnitus / Entzündungen / Hörbeschwerden:
Auftretende Entzündungen zeigen sich stets nur kurzzeitig und klingen alleine wieder ab. Der Tinnitus ist noch vorhanden, aber schon mehrmals war er für kurze Zeiten völlig weg und das macht nach über 40 Jahren Belastungszeit ebenfalls Hoffnung. Die Hörbeschwerden sind (sicher infolge meines Alters) stärker geworden.

15. Schwindel:
Orientierungsstörungen sind noch des Öfteren vorhanden, aber von der Stärke im Verhältnis zu früher geringfügig.

16. Fibronebel:
Dieses Symptom ist längst nicht mehr so stark wie vor der Therapie, mitunter bin ich sogar fibronebelfrei. Das ist ein herrliches Gefühl.

17. Starkes Anschwellen der Extremitäten:
Innerhalb meiner letzten Blockierung trat dieses Symptom wieder auf, vorher war es völlig weg. Leider hat es mich jetzt bei der Fahrt zu "Unter uns" auf der Hin-und Rückfahrt wieder belastet.

18. Starke Schmerzen schon bei leichten Berührungen:
Nicht mehr vorhanden, ich muss mich schon stärker anfassen oder anfassen lassen, wenn ein Schmerz spürbar werden soll.

19. Herzbeschwerden / Kreislauf, Atemnot:
Noch vorhanden, aber wie auch vorher von wechselnder Stärke und Dauer.

20. Allergien / Nahrungsmittelunverträglichkeit:
Ich kann wieder Ohrringe tragen ohne ein Anschwellen der Ohrläppchen.
Wenn ich auf Weißmehlprodukte, Bohnenkaffee und viel Süßes verzichte, geht es mir gut.

21. Verstopfte Nase:
Am Tage sind diese lästigen Symptome so gut wie weg. Aber seit der letzten Blockierung tritt die verstopfte Nase des Nachts wieder öfter auf.

22. Augenprobleme:
Zurzeit habe ich noch immer eine schlechte Sehkraft. Es tritt als verschwommenes Sehen, hin und wieder auch als doppeltes Sehen auf. Eine Verbesserung ist hierbei also noch nicht vorhanden.
Brennen in den Augen habe ich nur noch selten, früher trat das sehr oft auf und war sehr lästig.

23. Harnblasenprobleme:
Nach dem Wasserlassen habe ich noch öfter ein Brennen, welches aber durch Verwendung von Blutwurztinktur sofort wieder aufhört.

24. Starkes Schwitzen:
Bei der letzten Blockierung hatte sich auch das Schwitzen wieder erheblich verstärkt. Mittlerweile ist es etwa so wie vor der letzten Blockierung, aber noch immer belästigend.

25. Haare / Nägel = negative Auffälligkeiten
Auch die Haare wurden durch die letzte Blockierung wieder schlaffer und spröder, leider wurden auch die Nägel wieder brüchig. Vorher waren Nägel und Haare schon sehr gut geworden, diese Erscheinungen scheinen aber wieder auf dem Weg der Besserung zu sein. Auffällig waren sehr tief gefärbte Fußnägel, innerhalb der drei Jahre Therapiezeit sind sie schon auffallend hell geworden.

26. Fußbeschwerden:
Die schmerzhaften Mittelfußknochenblockierungen sind nicht mehr vorhanden. Nur noch selten macht sich ein lautes Knacken der Mittelfußknochen bemerkbar. Müde Beine treten besonders bei Wärme noch öfter auf. Sehr angenehm empfinde ich, dass sich die Sehnenscheidenentzündungen an beiden Füßen erheblich gebessert haben. Auch der Schmerz wie beim Fersensporn tritt nur noch selten auf.

27. Halsbeschwerden jeglicher Art:
Eine belegte Stimme zeigt sich besonders morgens und nachts noch häufiger. Dann machen sich fast immer auch Halsschmerzen im Rachenbereich bemerkbar. Die Drüsenschmerzen treten besonders noch bei Schüben auf.

28. Restless legs:
Als Kind litt ich darunter sehr stark, zwischen dem 30. und 50. Lebensjahr trat dies auch bis zur Lästigkeit auf. Jetzt sind diese Beschwerden nicht mehr vorhanden.

29. Überempfindlichkeitsstörungen / Geruch, Geräusche Licht-, Geräusche- und Lärmempfindlichkeit:

Alle genannten Symptome sind noch vorhanden, aber um vieles schwächer als vor der Therapie. Beim Geruch kann es noch immer zu Falschmeldungen kommen, aber dies bemerke ich auch schon seltener.

30. Gesichtsschmerzen / Schwellungen / Empfindungsstörungen:
Diese Beschwerden treten eigentlich immer in Verbindung mit Problemen im Mundbereich auf. Das Kribbeln auf der Haut ist nur noch selten und Augenlidzuckungen sind kaum noch.

31. Sehr starkes Reagieren auf Hitze / Kälte:
Das ist längst nicht mehr so extrem. Aber starke Hitze vertrage ich doch erheblich schlechter als in jüngeren Jahren – da denke ich, dass dies normal ist, wenn man älter wird.

32. Morgendliches starkes „Verschleimt - Sein“ der Bronchien mit Hustenreizen:
Diese Symptome treten noch zeitweilig auf, also nicht mehr ständig.

33. Extrem schmerzhafte Regelblutung (inklusive Migräne, Magen / Darmbeschwerden, verstärkte Rückenschmerzen):
Trifft für mich nicht mehr zu. Früher waren diese Tage oft unerträglich, mit sehr starken Leibschmerzen, häufiger Migräne und sehr starken Rückenschmerzen verbunden.

34. Auffällig vermehrte Beschwerden während der Schwangerschaft:
Ich musste bei beiden Kindern bis zum 7. Monat extrem viel brechen - bis zu täglich 50 – 60-mal.
Deshalb machte sich bei beiden Schwangerschaften eine zusätzliche Therapie dagegen erforderlich.

35. Probleme unter der Geburt:
Zwei Frühgeburten; 1. Kind = Siebenmonatskind /

2. Kind = Achtmonatskind, dieses musste wegen starker Blutungen mit Vakuumpumpe geholt werden.

36. Angeschwollenes, schmerzhaftes Drüsengewebe (Leistengegend, Bauchdecke):
Besonders in der Leistengegend sind diese Schmerzen schon sehr zurückgegangen, aber das Drüsengewebe ist noch geschwollen. Bei der Bauchdecke treten noch zeitweilig starke Schmerzen auf, doch Gummis an dieser Stelle sind durchaus wieder zu ertragen.

37. Morgensteifigkeit inklusive Befindlichkeitsstörungen, extremen Schmerzen:
Diese Beschwerden sind noch vorhanden. Allerdings lösen sie sich nach dem Frühstück häufig völlig auf.

38. Mundtrockenheit, Brennen, übler Geschmack:
Er ist zeitweilig noch extrem, aber meistens dann erträglich, wenn ich etwas esse oder trinke.

39. Unterzuckerungsprobleme:
Diese sind nach der letzten Diät gegen Hypoglykämie stark zurückgegangen.

40. Extreme Engegefühle in Brust / Bauchraum:
Dies überkommt mich noch des Öfteren des Nachts, habe dabei Atemnotbeschwerden, dies hängt sicher mit meiner Schlafapnoe zusammen.
Insbesondere belasten mich im Jahr 2007 noch die Schlafstörungen und Depressionen. Aber beides scheint Folge des kindlichen Missbrauchs zu sein, möglicherweise ist letzteres auch eine Vererbung. Meine Stimmungsschwankungen sind wesentlich geringer geworden. Die Schmerzen am Körper sind hauptsächlich morgens und nach dem Aufstehen vorhanden, im Laufe des Tages bin ich bei mäßiger Belastung meist völlig schmerzfrei. Eine auftretende Hypoglykämie richtet sich ganz nach meinen Essgewohnheiten, jetzt bei der strengen Diät geht es mir diesbezüglich richtig gut.

Um vieles, ja auffallend besser geworden sind meine schlimmen Schmerzen in den Leistenbereichen. Dort schmerzte es oft, als würde der ganze Leib zerreißen, ließ mich nicht mehr gerade gehen und ermöglichte mir nur noch ganz kurze Spaziergänge.
Hin und wieder erinnert mich nur noch ein kurzer schneidender Schmerz an dieses sehr schmerzhafte Symptom, wenn ich mein Bein zum Strümpfe anziehen anhebe und beuge.

c) Vier Jahre Guaifenesintherapie erfolgreich geschafft
Ja tatsächlich, meine Guaifenesintherapie feiert mit mir heute, am 27. März 2008 den vierten Geburtstag.
Rückblick:
Ich freue mich riesig, dass und wie ich die bisherigen Therapiejahre durchgehalten habe.
Und nun also der jetzige Stand meiner Fibromyalgie. Um das Ganze übersichtlich zu gestalten, richte ich mich wie im letzten Jahr nach unseren Symptombereichen:

1. Rheumatische Beschwerden in Muskeln sind nur noch minutenweise leicht ziepend. Da ich in den Handgelenken bereits Arthrose habe, können die Beschwerden in den Gelenken besonders nach Belastungen schon stärker auftreten, aber ich benötige dafür keine Schmerzmedis mehr.

2. Beschwerden an der Wirbelsäule sind nur noch sehr selten vorhanden, auch hier nur kurz und leicht ziepend.
Ich habe jetzt eine Akupunkturtherapie erhalten wegen meiner derzeitigen Probleme im Oberbauchbereich. Zu Beginn der Behandlung fragte mich meine Ärztin, an welcher Stelle ich Rückenschmerzen hätte und drückte auf meiner Wirbelsäule herum. Über die Frage war ich ganz verwundert und sagte: „Ich habe keine Rückenschmerzen“ Im Nachhinein ist mir dabei erst bewusst geworden, wie selten ich in diesem Bereich noch Schmerzen habe.

Durch die Ganzkörperakupunktur wurde allerdings der Rücken auch wieder animiert und mir schmerzte sogar mal des Nachts der Rücken. So etwas kenne ich schon lange nicht mehr.

3. **Meine frühere starke Erschöpfung** ist so weit abgeklungen, dass ich nur noch bei Schüben Nachmittagsschlaf benötige. Ansonsten halte ich durch bis kurz vor Mitternacht. Zu Anfang der Akupunktur brauchte ich allerdings nach jeder Sitzung 2 Stunden Schlaf. Die letzten Akupunktursitzungen überstand ich jedoch schon wieder, ohne diese auffällige Erschöpfung zu spüren.

4. **Probleme im Bereich von Magen/Galle/Leber** habe ich nicht mehr. Es sei denn, ich habe gesündigt. Besonders dann, aber auch grundsätzlich bei vollem Magen treten die Beschwerden jedoch auf, wenn ich diesen Bereich z. B. durch eine vorgebeugte Sitzhaltung drücke. Ein Internist vermutete deshalb schon vor vielen Jahren Gallensteine. Nachdem sämtliche Untersuchungen diesbezüglich ohne Befund blieben, bezeichnete er diese Symptome „als konstitutionsbedingt".

5. **Darmbeschwerden** gehören ebenfalls der Vergangenheit an.

6. **Die Vaginal/Analbeschwerden** treten besonders dann auf, wenn ich unter einem Schub leide. Dann ist mein Urin saurer und es brennt nach dem Wasserlassen. Wenn ich mich eincreme oder mit Blutwurztinktur betupfe, geht das Brennen aber sofort wieder weg.

7. **Leichte Migräne** im linken Schläfenbereich habe ich hin und wieder, brauche aber niemals mehr Medizin.
Leider stehe ich aber noch jeden Morgen mit teilweise erheblichen Kopfschmerzen auf, sie können mich auch noch

wie früher in den frühen Morgenstunden aus dem Schlaf reißen. Diese Kopfschmerzenform verschwindet aber fast immer im Laufe des späten Vormittags, so dass ich schon viele Tage - abgesehen von den morgendlichen Beschwerden – ohne Kopfschmerzen bin.

8. Die Schlafstörungen, die mir früher einen sehr unruhigen Schlaf verursachten, haben sich wesentlich verringert. Ich schlafe jetzt schon recht gut durch, brauche aber zum Einschlafen leider noch immer meine Schlaftablette, da ich sonst bis morgens gegen 5 Uhr wachliegen würde. Mit Schlafentzug habe ich es bisher leider auch noch nicht in den Griff bekommen.

9. Mein Immunsystem hat sich wieder erholt, starke Infekte traten schon lange nicht mehr auf. Leider tritt aber noch immer eine unangenehme Zahnfleischentzündung auf, welche nun als sehr schmerzhafter Zahnfleischherpes diagnostiziert wurde. Wenn ich sofort nach den ersten Symptomen die verschreibungspflichtige Salbe Volon A Haftsalbe auftrage, bleibe ich davon verschont oder die Beschwerden halten sich im erträglichen Rahmen. Die früher häufig aufgetretenen Nasennebenhöhlen-, Kehlkopf- und Mittelohrentzündungen gehören gottlob der Vergangenheit an.

10. Neuerdings zeigen sich öfter Pickel auf und an der Nase, dort scheint gerade eine Ausschwemmung stattzufinden. Ansonsten habe ich eine glatte Haut und auch kaum noch Hautrötungen.

11. Außer den sehr schmerzhaften, eben erwähnten Zahnfleischherpes habe ich keine Zahnfleischbeschweren mehr.

12. Meine mich früher sehr belastenden Depressionen halten nun nicht mehr über mehrere Wochen bis Monate an, sondern treten nur noch stundenweise auf.

13. Die beidseitigen Tennisarme sind wieder völlig verschwunden, Sehnenscheidenentzündungen traten durch die derzeitige Akupunktur wieder zeitweilig auf. Es sind aber keine Schmerzmedis erforderlich.

14. Die Ohrgeräusche sind als Tinnitus noch ständig vorhanden, aber nun leide ich nur noch unter einem Tinnitus. Es zeigt sich als ein hohes nervtötendes Zahnarztbohrergeräusch.
Ohrenschmerzen treten häufig dann auf, wenn ich unter Zahnfleischherpes leide. Akute Ohrenschmerzen sind immer mit einem Schub verbunden und gehen stets ohne medikamentöse Behandlung nach ein paar Tagen von allein wieder weg.

15. Mein früherer starker Schwindel (Morbus Meniere) tritt nur selten und in ganz leichter Form auf.

16. Bei Schüben kann mich der Fibronebel noch immer ganz schön im Griff haben. Doch nun macht er mir keine Angst mehr, denn ich weiß, es hat nichts mit Alzheimer zu tun.

17. Unter einem starken Anschwellen der Hände leide ich zurzeit wieder häufiger; dieses Symptom war schon lange Zeit völlig weg. Aber mein gesamter Oberkörperbereich macht momentan eine stärkere Ausschwemmungsphase durch.

18. Die starken Schmerzen bei leichtem Berühren sind völlig weg.

19. Herzbeschwerden wie Poltern und zeitweilige Kreislaufbeschwerden sind noch vorhanden. Der Blutdruck ist mit einer halben Lisinopril Tablette pro Tag (2,5 mg) stabil.

20. Unter Allergien leide ich nicht mehr.

21. Die verstopfte Nase zeigt sich in den Morgenstunden noch öfter, aber auch bei Mundherpes und natürlich auch bei Schüben.

22. Augenprobleme äußern sich noch immer durch häufiges unscharfes Sehen. Wenn meine Augen brennen, dann sind es die scharfen Tränen, wenn ich sie wegwische ist es o. k.
Noch immer meldet sich ein neuer (Rückwärts) Schub meist mit verstopfter Nase, Augenbrennen und hin und wieder auch mit Lippenbrennen an. Früher begann so stets ein akuter Infekt, der aber häufig auch nach 4 - 5 Tagen urplötzlich wieder abklang.

23. Unter Harnblasenprobleme litt ich im letzten Jahr nur einmal.

24. Auch das starke und lästige Schwitzen ist wesentlich geringer geworden.

25. Meine Haare sind noch immer stabil, die Fingernägel waren schon besser.
26. Fußbeschwerden sind kaum noch vorhanden.

27. Die Halsbeschwerden sind nicht mehr vorhanden. Aber leider macht die Singstimme noch immer Probleme. Doch da meine schöne Singstimme ab der Pupertät ständig am Wohlklang nachließ, mir das Singen immer schwerer fiel, übe ich mich weiterhin in Geduld, bis ich auch diesen Zeitraum mit dem Ausschwemmen erreicht habe.

28. Die lästigen Restlegg legs sind nicht mehr vorhanden.

29. Überempfindlichkeitsstörungen bei Geruch, Licht, Geräusche sind noch vorhanden. Aber sie sind nicht mehr belastend.

30. Gesichtsschmerzen, Schwellungen, Empfindungsstörungen treten nur noch bei Herpes des Zahnfleisches oder bei Schüben auf.

31. Die Hitzeunverträglichkeit hat mit den Jahren des Älterwerdens zugenommen.
Ich habe dann ein Gefühl, als wenn jeden Moment der Kopf platzt, schlafe deshalb schon lange wieder in ungeheizter Schlafstube.

32. Ich bin kein Raucher.

33. Monatsbeschwerden treffen für mich nicht mehr zu.

34. / 35.Schwangerschaft/Entbindung:
Treffen nicht mehr zu.

36. Bereits dann, wenn ich leichte Symptome einer **Hypoglykämie** verspüre, trinke ich etwas und mir geht es wieder besser.

37. Trotz Antidepressiva leide ich kaum noch unter **Mundtrockenheit.**

38. Die früher unerträgliche **Morgensteifigkeit** ist noch vorhanden, aber schon um vieles weniger schmerzhaft als noch im letzten Jahr.

39. Sehr froh bin ich, dass mein früher **angeschwollenes Drüsengewebe** in den Leisten wieder einen Normalzustand erreicht hat.

Dies war bei mir besonders schlimm und sehr schmerzhaft. Diese Schmerzen sind weg und ich kann wieder sehr gut ausschreiten.

40. Im letzten halben Jahr hatte ich **Blockierungen von Wirbeln und Gelenken** gemeinsam mit den Problemen im Oberbauch- und Brustkorbbereich. Es waren sogar einige Rippenansätze blockiert. Jetzt habe ich diesbezüglich keine Beschwerden mehr.

41. Die frühere starke **Wetterfühligkeit** ist schon sehr abgeklungen.

Zusammenfassend möchte ich sagen, dass es mir bis vor einem halben Jahr eigentlich schon bestens ging. Ende Oktober hatte ich leider eine Blockierung durch Salizylate. Das Medikament Guaifenesin konnte nicht mehr wirken, da ich Klementinen täglich mit den Händen abgeschält hatte. Und nach dieser Blockierungszeit scheint mein gesamter Oberbauchbereich und Brustkorb besonders intensiv am Ausschwemmen zu sein. Meine Vermutung geht dahin, dass sich die ausgeschwemmten Phosphate, die nun aber durch die Blockierung nicht über die Nieren ausgeschieden werden konnten, den kürzesten Weg zum erneuten Einlagern suchten. Diesen Platz fanden sie wahrscheinlich rings um meinen Taillenbereich. Das ist eine sehr unangenehme Sache. Denn es ist nicht nur schmerzhaft, sondern auch beängstigend aufgrund der dabei entstehenden Atemnot durch die starken Wassereinlagerungen um Taille und Brustkorb. So habe ich beispielsweise **nach** einem Tag der völligen Dicke (als ich mich also wieder wohl fühlte) ein ganzes Kilo weniger als am Vortag gewogen. Und auch die schmerzhaften Knubbel auf der Bauchdecke sind dann erheblich geschrumpft und schmerzen viel weniger.
Natürlich war ich wegen all dieser Oberbauchbeschwerden bei etlichen Fachärzten. Natürlich wurde genau wie früher nichts gefunden.

Deshalb verordnete mir meine Hausärztin zur besseren Durchblutung und zur Entlastung die Akupunktur.
Übrigens weiß ich von anderen Guaifenesinanwendern, die etwa zur gleichen Zeit wie ich die Therapie begannen, dass auch sie in diesem Bereich über etliche Monate stärkere Beschwerden hatten. Allerdings sind auf deren Bauchdecken weder Knubbel zu sehen noch zu fühlen.

d) Mein Jahresbericht nach fünf Jahren Guaifenesin-Therapie am 27.03. 2009

Welche Freude, Ende März 2009 hatte ich wieder meinen Guaifenesin-Geburtstag und mein 6. Jahr mit der Guaifenesintherapie begann.
Da sich die ersten Symptome der Fibromyalgie bei mir bereits in der Kindheit gezeigt haben, bedeutet dies für mich, dass ich nun schon eine rückwärtige Ausschwemmungszeit von 30 Jahren meines Lebens geschafft habe.

Und wie erfolgreich diese Therapie für mich bereits verlief, zeigte sich während der letzten 5 Monate des letzten Jahres ganz intensiv. Denn trotz dieser Herbst- und Wintermonate hatte ich keinerlei Schmerzen in Muskulatur und Gelenken. Meine Psyche war erstmals über längere Zeit stabil und das bei dieser dauerhaft langen und trüben Wetterlage.
Mittlerweile habe ich zwar wieder wechselnd Schübe und gute Tage, aber Schmerzmedis benötige ich nicht mehr. Wenn sich meine Schübe im letzten Jahr mit Beschwerden auf der Schmerzskala zwischen 4-5 zeigten, so kann ich sie jetzt zwischen 2-3 einordnen. So bin ich also bei auftretenden Schmerzen keinesfalls genervt, sondern ich fühle Freude in mir, weil ich weiß, dass das Ausschwemmen auch weiterhin gut funktioniert.

Folgende Symptome traten schon über zwei Jahre nicht mehr auf:
- Keine Darmbeschwerden mehr

- Keine Harnblaseninfekte / grippalen Infekte mehr - Keine Hautbeschwerden mehr (man kann mich wieder derber anfassen)
- Keine Hautschmerzen und Anschwellungen beim Autofahren mehr
- Kein Auslösen von Schüben selbst nach 10 stündiger Autofahrt mehr
- Keine Restless legs mehr
- Keine Kehlkopfentzündungen und Schmerzen mehr
- Keine Mundtrockenheit mehr
- Keine Zahnprobleme mehr
- Keine Allergien mehr
- Keine Haarprobleme mehr

Bei Schüben nur noch minuten- bis stundenweise Beschwerden auf der Schmerzskala 2-3

- Rheumatische Beschwerden in Muskeln und /oder Gelenken überstehe ich immer ohne Schmerzmittel. Ich bezeichne sie in Erinnerung an früher gern als Pinatz.
- An der Wirbelsäule spüre ich nur zeitweise bei Schüben leichte bis mäßige Beschwerden, aber auch sie sind immer ohne Schmerzmittel erträglich.
- Unter den Symptomen der Hypoglykämie leide ich kaum noch und ich bekomme diese stets schnell wieder in den Griff.
- Auch das Augenbrennen wurde erheblich weniger und tritt nur hin und wieder bei Schüben auf.
- Die Wetterfühligkeit ist auffallend geringer geworden.
- Nur äußerst selten tritt noch eine leichte Form der Migräne im linken Schläfenbereich beginnend auf.
- Absolut die Ausnahme bei Schüben sind geschwollene Hände.
- Nur noch bei Schüben belasten mich Magenvölle mit Übelkeit. Die Bauchdecken- und Rippenendenschmerzen sind leider noch immer im Schmerzbereich vier vorhanden.

Diese genannten Symptome können bei einem rückwärtigen Schub nur kurzzeitig auftreten, sehr schnell wechseln oder auch als befallene Teilbereiche einige Stunden bestehen bleiben. Die Urinprobe zeigt sich dann ab einer Stunde nach der "Guaifenesin-Einnahme noch immer mit vielen schwimmenden Partikeln.

Weitere Verbesserungen:

- Meine früheren häufigen Blockierungen von Wirbeln und Gelenken scheinen sich durch die Therapie und zusätzliche Dehn- und Streckübungen ebenfalls verringert zu haben.
- Fußbeschwerden äußerten sich in der letzten Zeit hin und wieder als zeitweilige Sehnenscheidenentzündungen.
- Nur noch selten treten Zahnfleischprobleme auf und dies dann besonders bei extremer Belastung wie Kauen sehr harter Kanten oder beim Mundherpes.
- Der Nachmittagsschlaf ist nur noch ganz selten erforderlich.
- Beschwerden an Nägeln treten nur noch bei Verwendung von Nagellack über einen längeren Zeitraum auf.
- Das Brennen im Vaginalbereich entsteht nur noch nach kalten Füßen oder bei zu saurem Urin.
- Galle/Leber - Beschwerden kommen nach wie vor dann, wenn ich Druck auf diesen Bereich erhalte, wie beispielsweise beim vorgebeugten Sitzen oder Tragen des BHs und dann macht mir auch Atemnot noch etwas Beschwerden.

Morgens nach dem Aufstehen leide ich noch an Kopfschmerzen/Migräne, aber höchstens nach einer Stunde sind sie völlig weg.
Auch die Überempfindlichkeitsstörungen bei Geräuschen sind unmittelbar nach dem Aufstehen verstärkt vorhanden, aber auch diese sind nach einer Stunde völlig weg. Beide

Symptome sind häufig noch recht belastend, aber nach dem Frühstück werden sie schnell immer weniger und klingen nach spätestens einer Stunde völlig ab.

- Die Morgensteifigkeit und mäßige Schmerzen nach dem Aufstehen sind ebenfalls erheblich geringer geworden. Ich muss kaum noch humpeln und auch diese Symptome sind nach höchstens zwei Stunden völlig weg.

- Verstopfte Nase und Verschleimung des Nasen-Rachenbereiches treten nach wie vor besonders des Nachts auf, aber auch diese Symptome sind um Vieles geringer geworden.
- Unter dem „Zahnarztbohrer-Tinnitus“ und Einschlafstörungen zur Nacht leide ich leider noch ständig.

Auch scheint mir, als habe sich nach der langen schmerzfreien Phase eine neue Art der Ausschwemmung eingestellt.

Begonnen hat dies bei extremer Hitze, die ich allmählich (sicher altersbedingt) immer schlechter vertrage.
Es entstehen starke Schläfenkopfschmerzen, die mit auffälliger Erschöpfung einhergehen. Dazu gesellen sich dann mitunter auch noch leichter Schwindel und Fibronebel. Diese Art der Kopfschmerzen hatte ich bereits 1970 kennengelernt. Dort könnte ich jetzt beim rückwärtigen Ausschwemmen angelangt sein, da ich von 1983-1989 nur geringfügige Beschwerden hatte, wäre es sicher möglich, dass sich die Ausschwemmjahre beschleunigten. Außerdem hat sich noch eine weitere Kopfschmerzenform der Vergangenheit eingestellt, die zwar nicht so stark, dafür aber dann fast den ganzen Tag vorhanden ist. Es ist ein Druck, als würde man mir eine schwere Metallplatte auf den Kopf legen. Diese Kopfschmerzenform begann zwischen meinem 8. -10. Lebensjahr.

Insgesamt hat sich jetzt die Art meiner Beschwerden erheblich verändert und sie erscheint immer mehr in der Form meiner Schmerzen, unter denen ich mit 20 - 30 Jahren litt.

Ich möchte diese Art der Probleme auch mehr als Befindlichkeitsstörungen, denn als Schmerzen bezeichnen. Man ist dabei einfach nicht so gut drauf wie Gesunde, ist schneller ausgelaugt. Und dann folgen die erwähnten Beschwerden, wie Kopfschmerzen, Übelkeit, Bauchschmerzen und Erschöpfung,
Wenn ich jetzt zurückdenke, wird mir deutlich, wie durch die nicht erkannte Krankheit Fibromyalgie während all dieser quälenden Jahre mir ein Hobby nach dem anderen verloren ging. Und immer bekam ich zu hören, ich brauche mir keine Sorgen zu machen, das sei alles nur psychisch. Ich zweifelte an mir und empfand mich als einen Schwächling und Versager, welcher ja wohl nichts anderes als diese Quälerei verdient hat. Wie haben sich doch gerade die akademisch gebildeten Menschen und Wissenschaftler an uns versündigt, indem sie uns mit dem „in die Psychokiste treiben“ so stark verunsicherten, dass wir tatsächlich immer mehr an Persönlichkeitsstörungen zu leiden hatten. Nicht die ständigen Schmerzen sind meines Erachtens der Hauptgrund, dass die meisten Fibromyalgiekranken auch unter Depressionen zu leiden haben, sondern die Art wie leider häufig besonders medizinisches Personal mit uns umgeht. Wenn man als Kranker seine gesamte, aber leider nur noch sehr geringfügig vorhandene Energie mobilisiert, um einigermaßen durch den Arbeitstag zu kommen und dann als Hypochonder oder als arbeitsfaul angesehen und sogar bezeichnet wird, so erwächst daraus schließlich die äußerst schmerzliche Erkenntnis, dass man von denen, an die man sich mit Recht Hilfe suchend wendet, keinerlei Hilfe finden wird. Wenn dann bei einer Reihe von Betroffenen auch noch Familienmitglieder, Bekannte und Freunde in dieser Form auf sie eingehen, dann kann dies durchaus zur Hoff-

nungslosigkeit und zur Verzweiflung führen. Und genau so sind psychische Erkrankungen vorprogrammiert.

Da ich mich bemüht habe, wie in jedem Jahr sehr ausführlich über meinen Gesundheitszustand zu berichten, möchte ich aber abschließend noch einmal kurz zusammenfassen, welche auffallenden Verbesserungen mir das letzte Jahr brachte:

Wie erfolgreich die Guaifenesin - Therapie für mich bereits verlief, obwohl ich über 50 Jahre lang die falsche Therapie erhielt, zeigte sich während der letzten 5 Monate des letzten Jahres ganz intensiv. Denn trotz dieser Herbst- und Wintermonate hatte ich keinerlei Schmerzen in Muskulatur und Gelenken. Meine Psyche war erstmals über längere Zeit stabil und das bei dieser dauerhaft langen und trüben Wetterlage.
Wenn sich meine Schübe im letzten Jahr mit Beschwerden auf der Schmerzskala zwischen 4-5 zeigten, so kann ich sie jetzt zwischen 2-3 einordnen. So bin ich also bei auftretenden Schmerzen keinesfalls genervt, sondern ich fühle Freude in mir, weil ich weiß, dass das Ausschwemmen auch weiterhin gut funktioniert.

Während meiner guten Zeiten, die sich nun ständig verlängern, bin ich fibronebelfrei, voller Energie, Ausdauer und Lebensfreude. Es ist alles das, was mir ab meinem 20. Lebensjahr in extremer Form immer mehr entschwand. Selbst meine Sehnen, Muskeln und Gelenke, die vor der Therapie unerträglich schmerzten und mich selbst im letzten Jahr noch zwangen, eine Tasse immer mit beiden Händen zu ergreifen, haben sich seit dem letzten Jahr stabilisiert. So war ich in diesem Frühjahr in der Lage, mit je einer vollen Tasse Kaffee pro Hand über unseren Hof zum Teich zu gehen und dabei sogar noch unser Bernhardinerhundi abwehren. Kein Zittern der Muskulatur und Vergießen des Kaffees mehr. Das war vor einem Jahr noch völlig unmög-

lich. Noch vor wenigen Jahren benötigte ich mehrmals am Tage Bettruhe.
Nun halte ich ohne Ruhepause 14 Stunden am Tag durch und fühle mich wohl dabei.

Ich habe die Wirkung der Guaifenesintherapie nie bezweifelt oder hinterfragt. Es war meine letzte Chance das Leben zurückzuerobern. Dr. Amand, und Claudia Marek ich danke Euch.

Und natürlich danke ich auch ganz besonders allen meinen aktiven Mitgliedern unseres Forums www. contra-dem-schmerz.de. Denn hier braucht niemand mehr völlig zu verzweifeln, wir sind immer füreinander da.

e) Mein Jahresbericht 2010 nach sechs Jahren Guaifenesin - Therapie

Welche Freude, Ende März 2010 hatte ich mal wieder meinen Guaifenesin - Geburtstag und mein 7. Jahr mit der Guaifenesintherapie begann.
Da sich die ersten Symptome der Fibromyalgie bei mir bereits in der Kindheit gezeigt haben, bedeutet dies für mich, dass ich nun schon eine rückwärtige Ausschwemmungszeit von 36 Jahren meines Lebens geschafft habe. Und es bedeutet auch, dass diese Therapie funktioniert, obwohl ich erst in einem Alter von 63 Jahren damit begann.

Wie erfolgreich diese Therapie für mich bereits verlief, zeigte sich während der letzten 1 1/2 Jahre ganz intensiv. Denn auch während der Herbst- und Wintermonate hatte ich keinerlei Schmerzen in Muskulatur und Gelenken. Meine Psyche war allerdings während der letzten Monate durch mehrere konkrete, extreme Belastungen während des letzten Jahres sehr angegriffen. Auch hatte ich den Versuch gestartet und sämtliche Psychopharmaka ausschleichen lassen.

Ich habe zwar immer wieder einmal Schübe, doch sind diese völlig verändert. Denn dabei entstehen keinerlei Schmerzen, nur ein eigenartiges Gefühl wie leichtes Krampfen oder Kribbeln in schnell wechselnden Bereichen. Aber auch leichte ziehende und wandernde Beschwerden, die ich als mildes Reißen bezeichnen möchte, weisen auf eine erneute Ausschwemmphase hin. Auf der Schmerzscala müsste ich dieses Empfinden größtenteils bei 1 einordnen, kurzzeitiges Pieksen bei 2. Dass ich diese Empfindungen habe und auch das Aussehen meines Pipibildes zeigen mir, dass das Ausschwemmen noch weiterhin gut funktioniert. Ich erinnere mich nicht mehr, wann ich das letzte Mal ein Schmerzmittel einnahm.

Selbst meine lange Zeit immer noch bestandenen morgendlichen Schmerzen sind nur noch gelegentlich vorhanden und nach dem Frühstück bereits wieder abgeklungen. Oft schwinge ich mich als 68 Jährige mit einem Elan aus dem Bett, wie mir dies mit 40 Jahren nicht mehr gelang. Dieser Schwung insgesamt wird mir allerdings besonders in der letzten Zeit des Öfteren zum Verhängnis, denn er löst einen Schwindel und Übelkeit in mir aus, wie ich ihn zur Gleichgewichtserkrankung dem Morbus Meniere zuordnen muss. Dieses Schwindeligsein ist aber auch wie alle weiteren Symptome, die ich noch nennen werde, gegenüber meinen früheren Beschwerden sehr geringfügig. Medikamente dagegen benötige ich nicht mehr! Des Weiteren zählen zu diesen Befindlichkeitsstörungen auch hin und wieder leichte Kopfschmerzen, ein zeitweiliger Blähbauch, Herzrasen und mäßiges Brennen nach dem Wasserlassen. Ich muss es hier erwähnen, der Blähbauch scheint keine Unterzuckerung zu sein, denn dies tritt nicht in den mir bekannten möglichen Unterzuckerungszeiten auf. Doch litt ich gerade unter den oben genannten Symptomen (außer dem erwähn-

ten Brennen) in sehr schwerer Form zwischen meinem 20. - 30. Lebensjahr. Der Morbus Meniere begann beispielsweise um mein 22. Lebensjahr. Unter Kopfschmerzen, besonders Hinterhauptschmerzen litt ich bereits als Kind. Zwischen meinem 20.-30. Lebensjahr traten sie ebenfalls gehäuft auf. Magenbeschwerden, die sich zu einer jahrelangen Magenschleimhautentzündung herausbildeten und mir 13 kg Untergewicht einbrachten, begannen mit einer akuten Entzündung im Magen-Darmbereich nach der Geburt meines ersten Kindes, in meinem 21. Lebensjahr.
Zurzeit bin ich also beim Ausschwemmen innerhalb einer Lebensphase, die mir die ersten etwa 10 Jahre währenden akuten und heftigen, diffusen Fibrobeschwerden brachte.

Meine Leistungsfähigkeit ist zurzeit, also jetzt im siebenten Jahr der Guaifenesintherapie recht schwankend, das heißt, von einer Art Super-Power beherrscht bis hin zu einer mäßigen Erschöpfung, die auf eine benötigte Ruhepause hinweist, ist alles drin. Aber ich habe gelernt, meine Körpersignale stets zu beachten.

Ich möchte nun nicht wie bisher innerhalb meiner Jahresberichte alle bisherigen Beschwerden aufzählen und abhaken. Was ich hier nicht erwähnt habe, belastet mich nicht mehr.

Zu meiner derzeitigen Medikamenteneinnahme gehören 4 Einzeldosen von je 500 mg Guaifenesin, 1 niedrig dosierte Herzkreislauftablette und jeweils eine bereits um die Hälfte reduzierte Tablette gegen Depressionen und Schlafstörungen.
Meinen schon etwa 30 Jahre lang bestehenden Bandscheibenschaden im LWS-Bereich bekämpfe ich weiterhin täglich mit Übungen aus der Rückenschule und gegen den neueren Bandscheibenvorfall im BWS-Bereich mache ich ein spezielles aufbauendes Muskeltraining für diesen Bereich. Auch marschiere ich, soweit es das Wetter zulässt, täglich etwa bis zu einer Stunde mit meinem kleinen Yorki

auf dem Elbvorland und am Elbufer entlang. Glücklich macht mich, dass ich mir eins meiner liebsten, lange Zeit nicht mehr ausführbaren Hobbys zurückerobern konnte. Es ist das Spielen auf einer Klassikgitarre. Ich brauche dies, wie die Luft zum Atmen und habe mittlerweile wieder eine Fertigkeit beim Spiel entwickelt, welche mein früheres Spiel an Fingerfertigkeit und Ausdauer trotz meines fortgeschrittenen Alters erfreulicherweise sogar noch übertrifft. Diese Erfolge bewirken, dass ich fast täglich mindestens eine Stunde lang musiziere und auf diese Weise meiner Seele Streicheleinheiten zukommen lasse.

Dr. Amand und Claudia Marek ich danke euch.

f) Mein Jahresbericht nach sieben Jahren Guaifenesintherapie 2011

Oh, welche Freude, ich fasse es kaum! Am 27. März 2011 hatte ich wieder meinen Guaifenesin - Geburtstag und mein achtes Jahr der Guaifenesintherapie begann.
Es erstaunt mich immer wieder, wie schnell doch letztendlich diese sieben Jahre der Guaifenesinanwendung vergangen sind. Heute ist die Guaifenesintherapie ein nicht mehr wegzudenkender Bestandteil meines Lebens geworden. Während der letzten zwei Jahre musste ich die Ablagerungen meiner ersten, sehr schweren zusammenhängenden Fibro-Phase meines Lebens wieder ausschwemmen. Und dennoch erlebte ich auch während dieser Zeit keine erwähnenswerten Schmerzen mehr.
Alle Symptome, die zwischen meinem 20. und 30. Lebensjahr auftraten, spulten sich natürlich ebenfalls rückwärts ab. Insgesamt hatte ich während dieser Zeit stunden- bis tageweise Zeiten zu durchleben, die ich nun größtenteils als Befindlichkeitsstörungen bezeichnen konnte. Wenn die Schwere der Symptome überhaupt auf einer Skala einge-

stuft werden kann, dann allenfalls zwischen Stufe 1-2. Schmerzmittel nehme ich schon fast drei Jahre überhaupt nicht mehr. Auch gegen Kopfschmerzen und andere „Unpässlichkeiten" setze ich keine Medikamente mehr ein. Man bedenke, während der letzten Jahre meiner Berufstätigkeit wurde ich fast jeden Monat für 14 Tage am Stück wegen starker (sogenannter) Migräneanfälle krankgeschrieben.
Heute ignoriere ich entweder die kaum noch vorhandenen Symptome, wohl wissend, dass dies Ausschwemmungssymptome sind oder ich lege eine Ruhepause ein.
Letzteres kann ich allen Guaifenesinanwendern Wärmstens empfehlen und zwar zu allen Zeiten der Guaifenesintherapie, in welcher Schmerzen oder Beschwerden egal welcher Art auftreten. Eine Ruhepause einzulegen ist das beste Heilmittel überhaupt. Unser Körper dankt es uns mit besserem Befinden und zügigem Ausschwemmen.

Bitte vergesst nie: Dr. Amand bezeichnet unsere Krankheit als ein Energiemangeldefizit - und zwar den gesamten Körper, jede einzelne Zelle betreffend.
Dr. Amands Worte, dass er sich mit 70 Jahren besser fühlte als mit 40 Jahren kann und muss ich einfach an dieser Stelle für mich ebenfalls bestätigen. Mit 40 Jahren war ich derart erschöpft, dass ich mir nichts sehnlicher wünschte als eine Schlaftherapie bzw. eine Schlafkur verordnet zu bekommen. Allein das tägliche Leben zu meistern war nicht nur eine Herausforderung, sondern die reinste Quälerei.

Zur aktuellen Situation:
Ich habe eben rasch einmal so ganz nebenbei dieses Schreiben hier unterbrochen, um meinen Blumengarten während den temperaturmäßig angenehmeren Abendstunden zu hacken. Mir wurde zwar warm dabei, aber keinerlei Tennisarmschmerzen, keine Wirbelblockierungen mit (wochenlang anhaltenden) Rückenschmerzen quälen mich. Auch keine extreme Erschöpfung mit Übelkeit und Schüttelfrost stellte sich ein.

Was ich fühle, das ist eine angenehme Wärme und eine wohltuende stärkere Durchblutung meiner Gliedmaßen und die Freude darüber, dass ich MEINEN Blumengarten wieder selbst pflegen kann.

Zwei Verbesserungen gegenüber dem letzten Jahr möchte ich unbedingt noch erwähnen: Ich kann nach JAHRZEHNTEN endlich wieder ohne Schlaftablette einschlafen und schlafe auch fast immer gut durch.
Und was mich nicht nur körperlich, sondern auch psychisch extrem quälte und mich jetzt besonders erfreut: „Die Zeit des keinen BHs mehr tragen zu können" gehört seit ein paar Monaten ebenfalls der Vergangenheit an. Begonnen hat dieses mich nicht nur körperlich, sondern vor Allem auch psychisch belastendes (besonders uns Frauen verständliches) Symptom, dass ich keinen BH mehr tragen konnte, infolge der Blockierung durch Salizylate. Der Grund dieser Salizylatblockierung war das wochenlange Lösen der Schalen von Klementinen mit den ungeschützten Händen im Herbst 2008. Die Blockierung machte sich ganz allmählich bemerkbar. Ich beobachtete eine ständig zunehmende Fülle um meinen Taillenbereich. Meine schon vor der Therapie vorhandenen Bauchknubbel vergrößerten sich ebenfalls, wurden schmerzhafter und sehr druckempfindlich. Da diese „Fülle“ besonders den Oberbauch beherrschte, litt ich auch extrem unter Atemluft und Übelkeit. Nach etwa drei Wochen kam ein Empfinden dazu, welches ich bereits bei einer Blockierung durch homöopathische Globuli kennen gelernt hatte. Es war das Engegefühl als sei man in eine zu enge, eiserne Ritterrüstung gesteckt worden. Da wurde mir urplötzlich klar, dass ich wieder blockiert war. Nur woran es lag, wurde erst nach längerem und gründlichem Überlegen deutlich. Da meine gesamten verwendeten Pflegemittel ohne Salis waren und ich nichts anderes oder neues zu mir nahm oder verwendete, was mich blockieren könnte, galt es nun meine täglichen Gewohnheiten abzuchecken. Was tat ich jetzt anderes als noch vor etwa 3 - 4 Wochen? Schließ-

lich hatte ich den schlimmen Bösewicht gefunden. Wir aßen seit Ende September täglich besonders leckere Klementinen, die wir außerdem preiswert bekommen konnten. Und – ich hatte beim Lösen der Schale die Hände benutzt ohne sie zu schützen. Diese Unaufmerksamkeit bekam ich bitter und sehr hart zu spüren. Die akuten Rüstungsbeschwerden, die mich kaum atmen ließen, verschwanden zwar nach wenigen Tagen. Doch die Fülle der am falschen Ort neu eingelagerten Phosphatablagerungen konnten nur ganz allmählich wieder gelöst werden. So hatte ich tatsächlich 2 ½ Jahre lang unter den Folgen des Unaufmerksamseins zu leiden. Und erst im Frühjahr 2011 war es mir wieder möglich, einen ganz speziellen BH zu tragen. Denn er durfte den Körper keinesfalls einengen.

Ich denke es ist nachvollziehbar, dass mich beide Verbesserungen – ohne Schlaftablette schlafen zu können und wieder einen BH tragen zu können – ein extrem besseres Lebensgefühl erleben lassen.
Und nun auf zu meinem achten Geburtstag der Guaifenesintherapie.

***

Bevor ich meinen Krankheits- und Genesungsbericht beende, liegt es mir am Herzen, ein Resümee über diese - mein Leben beherrschende - Zeit niederzuschreiben.

Als Kriegskind im jetzigen Sachsen-Anhalt geboren, bin ich in der damaligen Ostzone herangewachsen, welcher von den Siegermächten keinerlei wirtschaftliche Unterstützung zuteil wurde. Während der fast 40 Jahre, die ich in der dann gegründeten DDR lebte, musste ein Großteil der Wirtschaft erst aufgebaut werden. Das Wenige, was an Technik in diesem Teil Deutschlands noch vom Krieg erhalten geblieben war, wurde teilweise komplett und vieles in Einzelteile in die damalige UdSSR abtransportiert. Außerdem versorgten wir Ostzonenbewohner mit riesigen Summen unseren „gro-

ßen Bruder“ und brachten so dessen Lebensstandard dem Unsrigen ein klein wenig näher. Da im westlichen Teil Deutschlands flächendeckend eine großzügige wirtschaftliche Unterstützung durch die Alliierten geleistet wurde, konnte sich die so genannte Westzone in kürzester Zeit von den verheerenden Folgen des Krieges erholen. (Welch ein guter Absatzmarkt für die Unterstützer.)
Dennoch möchte ich heute behaupten, dass mir diese wirtschaftliche Rückschrittlichkeit meiner damaligen Heimat in meiner Fibrokarriere von großem Nutzen war.
Wir hatten zwar sehr bald ein gut durchstrukturiertes Gesundheitswesen, doch es fehlte überall an finanziellen Mitteln. So waren die Ärzte gezwungen, mit verhältnismäßig wenigen und auch geringer wirksamen Medikamenten auszukommen.
Auch Nahrungsergänzungsmittel gehörten in jenem Teil Deutschlands, abgesehen von wenigen Ausnahmen, nicht zum täglichen Verzehr. Dadurch, so möchte ich heute sagen, habe ich meinem Körper erspart, neben dem bereits vorhandenen Energiedefizit noch ein weiteres heraufzubeschwören. Denn dies wäre unweigerlich durch die nicht vorhandenen Produkte entstanden, da unser Körper entsprechend seiner Ursprünglichkeit nicht fähig ist, künstlich erzeugte Stoffe von (anderen) Giften zu unterscheiden. Einfacher ausgedrückt, hatte es meine Leber um Vieles leichter, musste nicht ständig auf Hochtouren arbeiten.
Da aber auch wir Ostdeutschen infolge der Werbung im Westfernsehen - bis auf die Bewohner vom „Tal der Ahnungslosen“, die ohne Westfernsehen existieren mussten - gewillt waren, unserem Körper ebenfalls „Gutes“ zu tun, wandten wir uns insbesondere den früher üblichen Hausmitteln zu. Diese besaßen die Fähigkeit, viel Nützliches für unsere Gesundheit zu bewirken, ohne allerdings die heute unzähligen und wissentlich akzeptierten Nebenwirkungen hervorzurufen. Dies scheint mir ein wesentlicher Grund dafür zu sein, dass mein zweites Stadium der Fibromyalgie

etwa 40 Jahre währte, in welchem es neben schlechten Zeiten auch immer noch gute Zeiten gab.
Als glücklichen Umstand kann ich es auch heute ansehen, dass Mediziner seltener Schmerzmittel sowohl in Tablettenform als auch als Injektionen einsetzten. Besonders froh aber bin ich, dass ich nicht das Schicksal vieler Betroffener der alten Bundesländer teilen muss, die mehrfach „erfolglos unters Messer" kamen.
Als Ergebnis dieses Resümees appelliere ich ganz besonders an die an Fibromyalgie erkrankten Menschen, sich einer gesünderen Ernährungs- und Lebensweise zuzuwenden. Denn es zeigt sich immer deutlicher, dass auch für Gesunde der Weg in eine zunehmend stärkere, industrialisierte Lebensmittelherstellung und -aufbereitung der direkte Weg zum Krankenstand ist. Ein wirtschaftlicher Fortschritt, der die Menschen krank macht, ignoriert wissenschaftliche Erkenntnisse. Dies ist weder sinnvoll noch human und wir dürfen nicht mehr länger zulassen, dass vor unseren Augen wirtschaftliche Interessen einiger weniger eine ganze Nation einem Weg zutreiben, auf welchem sich die Menschen zu dicken Monstern entwickeln „müssen", deren einziger Ausweg gegen Schmerzen und Depression dann der ständige Verzehr von Schmerzmitteln und phlegmatisch machende Psychopharmaka sind.

6. Wieso bewirkt die Guaifenesintherapie bei der Krankheit FMS fortschreitend eine Schmerzfreiheit?

Dr. Amands Theorie zur Entstehung der Krankheit Fibromyalgie und Hinweise zu der von ihm entwickelten Gu-aifenesintherapie

Zur Information:
Um Ihnen liebe Leser nicht nur meinen Krankheits- und Genesungsweg nahe zu bringen, sondern bei Ihnen auch das Verständnis dieser für mich alles verändernden Therapie zu wecken, werde ich nun mit meinen Worten Dr. Amands Theorie und Therapie in patientenverständlicher Form darlegen.
Der folgende Text dieses Kapitels dient als Informationsmaterial unseres Forums: www.contra-dem-schmerz.de zur Krankheit Fibromyalgie.
Alle kursiv eingestellten Texte wurden von mir als persönliche Erfahrungswerte hinzugefügt.

<u>**Hinweis**</u>
Den originalen deutschen Text zur Theorie finden Sie in meinem Buch „Gefangen im Schmerz. Ein Leitfaden zum Krankheitsbild Fibromyalgie und in Dr. Amands Buch zum Guaifenesinprotokoll (siehe unter Quellenangaben)

Wenden wir uns nun der Theorie zu, nach welcher Prof. Dr. Amand seine Therapie entwickelte und diese in seinen beiden Büchern als Guaifenesin-Protokoll weitergibt, so dass Betroffene selbstständig in der Lage sind, konkret nach Dr. Amands Konzept ebenfalls seine Therapie erfolgreich anzuwenden. Dr. Amand bezieht sich bei der Darlegung seiner Theorie auf sehr komplizierte Stoffwechselvorgänge. Er

geht davon aus, dass die genetisch bedingte UNFÄHIGKEIT überschüssige anorganische Phosphate auszuscheiden unsere Beschwerden bewirkt. Mit der Nahrungsaufnahme gelangen die für den Stoffwechsel wichtigen Phosphate in unseren Körper. Unverbrauchte, also überschüssige Phosphate scheidet ein gesunder Körper bald darauf über die Nieren wieder aus. Da jedoch UNSER Körper auf Grund des vermuteten Gendefekts nicht dazu fähig ist, lagert er bei Fibromyalgiekranken die Phosphate zunächst in den Knochen ab - bis diese quasi „voll" sind - und dann an Sehnen, Bändern, in den Muskeln und zum Schluss in den Gelenken. Durch diese Ablagerungen entstehen unsere Beschwerden, welche unaufhaltsam stärker werden und schließlich zur nicht mehr umkehrbaren Osteoarthrose führen. Da der Gendefekt aber nicht behoben werden kann, werden auch weiterhin ununterbrochen überschüssige Phosphate in unserem Körper eingelagert, so dass schließlich jede Zelle davon betroffen ist.
Jetzt hat unser Körper ein ernsthaftes Problem. Denn er ist nun nicht mehr fähig, mit Hilfe der Mitochondrien - dies sind winzige Kraftwerke in unseren Zellen, welche für die lebenserhaltende Energie sorgen - die erforderliche Energie in AUSREICHENDEM Maße herzustellen. Die Betroffenen leiden nun unter einem ganz erheblichen und belastenden Energiedefizit.
So müssen nach und nach immer mehr Bereiche auf Sparflamme umgestellt werden. Eine erholsame Regenerierung des Körpers während des Schlafes ist nicht mehr gewährleistet. Die generelle, spürbar hochgradige Erschöpfung beginnt.
Spätestens ab diesem Zeitraum fängt auch für die Betroffenen die Odyssee von Arzt zu Arzt mit all seinen weiteren extrem belastenden und uns allen bekannten zusätzlich und unnütz herbeigeführten Strapazen an. Bei Umfragen mit 150 Betroffenen konnten wir bis zu 250 verschiedene Symptome vermerken.

Wieso kann ein Gendefekt derartig schwerwiegende Folgen verursachen? Betroffene erkennen anhand ihrer stärker werdenden Probleme sehr genau, dass irgendetwas in ihrem Körper nicht mehr stimmt und sie deuten auch richtig, dass die bisherigen vielen unterschiedlichen und zu unterschiedlichen Zeiten auftretenden Symptome zusammenhängen und jetzt, da die Erschöpfung ständig stärker fortschreitet, sogar diese unterschiedlichen Symptome zur selben Zeit auftreten können und schließlich ständig vorhanden sind.
Ich erwähnte vorhin, dass dann, wenn Phosphatablagerungen nicht nur in den Knochen, sondern nun auch in jeder Zelle auftreten können, die Erschöpfung extrem voranschreitet.
In der Medizin gibt es ein Gesetz, das besagt, dass ein zu viel oder zu wenig eines bestimmten Elements die normale Körperfunktion stören wird. Dies ist nicht überraschend, da Zellen nur dann arbeiten, wenn sich ihre chemischen Inhaltsstoffe in ihrem jeweiligen sehr eng bemessenen Normbereich befinden. Um sich selbst am Leben zu erhalten, verteilt der Körper auf eine bestimmte Art und Weise die überschüssigen Mengen auf verschiedene Zellen - und er tut dies in einer logischen Reihenfolge.
In der Physiologie und in der Biochemie ist weiterhin bekannt, dass ein Überschuss an Phosphat im inneren Teil der Zelle, den Mitochondrien diese Kraftwerke verlangsamt.
Die Folge so einer Blockade ist, dass nicht genügend hochwertiges Energiephosphat erhältlich ist, um es zu den aktiven Zellen zu transportieren. Hochaktive Zellen sind als Erste und am Schlimmsten von einem Energiemangel betroffen. Es sind die Gehirn- und Muskelzellen.
Unter beiden Bereichen leiden wir Fibromyalgiebetroffenen besonders stark, unsere Kraft verschwindet ständig mehr und unser Gehirn zeigt uns immer häufiger Ausfälle - so dass viele Fibromyalgiekranke sogar mit der Angst leben, schon auf dem Weg zur Alzheimer Krankheit zu sein.
Eine Blockade in der Energie-Bildung bedeutet, dass gerade so viel Energiephosphat für die Zellen verfügbar ist, das

diese überleben. Zusätzliche Funktionen können nicht mehr ausgeführt werden. Aber wir benötigen im doppelten Sinne Energie, das heißt, dass wir bei JEDER Aktivität im Leben eine bestimmte Menge Energie benötigen. Doch auch unser Körper selbst benötigt sehr viel Energie. Und genau dafür benötigen wir Phosphate, nicht zu viel und nicht zu wenig. Um den chemischen Prozess der Energiebildung in Gange zu bringen, muss zusätzlich zum Phosphat auch eine ganz spezielle Menge Kalzium vorhanden sein. Kalzium, welches nicht nur den Knochen die Stabilität verleiht, sondern gemeinsam mit dem Phosphat auch für die Energiebildung verantwortlich ist, muss deshalb speziell zur Energieerzeugung in das Zellinnere geschleust werden.

Normalerweise befindet sich das Kalzium in Ruhestellung im Vorratslager der Zelle, dem Endoplasmatischen Retikulum, welches das Zellinnere wie ein Flur umgibt.

Wenn es zu einer Nachfrage von Energie kommt, dann wird das Kalzium vom Vorratslager in die Hauptflüssigkeitskammer der Zelle geschüttet.

Diese freigesetzte Menge Kalzium reicht genau aus, um die gewünschte Aktivität ausführen zu können. Aber solange das Kalzium in der Hauptflüssigkeitskammer ist, ist es genötigt, Energie zu erzeugen. Erst wenn das Kalzium zurück in das Vorratslager gepumpt oder aus den Zellen ausgeschieden wird, ist das Signal zum Beenden der Energieerzeugung gegeben. Zellen besitzen speziell für diese Aufgabe Enzympumpen. Aber auch diese benötigen etwas von der erzeugten Energie, um diese Aufgabe lösen zu können. Wenn die benötigte Menge Energie erzeugt worden ist, wird das Kalzium durch diese speziellen, winzigen Pumpen wieder aus dem Zellinneren geleitet. Denn das Kalzium muss für die nächste Energieerzeugung in Warteposition verbleiben. Dafür wird es mittels der Enzympumpen in seine Vorratslager zurückgebracht. Ein Teil des Kalziums wartet sogar noch außerhalb der Zelle auf seinen Einsatz, um immer dann, wenn über das Gehirn der Auftrag zur Energiebildung weitergeleitet wird, auch abgesichert ist, dass

dass sowohl kleine als auch große Mengen Energie auf Abruf erzeugt werden können. Zusätzlich wird außerdem Kalzium zum weiteren Abtransport in den Körper hinaus gepumpt. Diese Arbeit der Enzympumpen benötigt ungefähr 40 % der gesamten Zellenergie.

Doch bei uns Fibromyalgiebetroffenen ergibt sich daraus ein großes Problem. Wie wir bereits wissen, wird durch eine zu große Menge Phosphat die Energiegewinnung eingeschränkt. Und diese Einschränkung bewirkt, dass für die Enzympumpen nicht mehr genügend Energie zur Verfügung steht. Daraus ergibt sich die fatale Situation, dass das Kalzium viel länger im Zellinneren verbleiben muss, als der Prozess der Energiegewinnung andauert. Hinzu kommt außerdem, dass beim Ansteigen des Phosphatanteils automatisch auch der Kalziumanteil steigt. Solange aber das Kalzium im Zellinneren bleibt, so lange wird auch der Prozess der Energiegewinnung fortgesetzt. Phosphat kann sich jedoch nicht wahllos in Zellen anhäufen, ohne bleibende Schäden zu verursachen.

Die bei gesunden Personen folgenden Ruhepausen nach der Energiegewinnung bringen der Zelle eine Zeit zum Regenerieren. Diese entfällt jedoch bei Fibromyalgiekranken. Und dies bedeutet, dass die Zelle ununterbrochen arbeiten muss bis hin zur völligen Erschöpfung. Da aber jeder größere Verlust von Energie für die Zelle das Absterben der Zelle, also den Zelltod bedeutet, funktioniert ein gesunder Körper in der Form, dass in solchen bedrohlichen Fällen ein Schutzmechanismus einspringt. Doch bei Fibromyalgiekranken scheint dieser Schutzmechanismus eindeutig nicht zu funktionieren. Deshalb bleibt der Zelle letzten Endes nichts weiter übrig, als diesen fatalen Zustand zu beenden, indem der zu hohe Phosphatgehalt durch Wassereinlagerungen verdünnt wird. Untersuchungen haben ergeben, dass in diesen schmerzenden und angeschwollenen Bereichen bis zu 90-95 % Wasser zusätzlich eingelagert wurden. Nur auf diese Weise ist es dem Körper möglich, den Phosphatanteil zu verdünnen und ihn teilweise sogar in angrenzen-

des Gewebe umzutransportieren. *Doch wie wir wissen, bringt auch das keine wirkliche Lösung, denn das überschüssige Phosphat kann ja infolge des Gendefekts nicht über die Harnorgane ausgeschieden werden, muss also im Körper verbleiben.*
Die Schmerzen allerdings nehmen überhand, denn jedes Umlagern oder wieder Neueinlagern verursacht ebenfalls unsere typischen Fibroschmerzen.
Ab einem bestimmten Zeitraum spürt der Betroffene, dass sich in seinem gesamten Körper, aber besonders auch auf seiner Haut eine extreme, unerträgliche Spannung und Unruhe aufbaut, bei welcher sämtliche, vorher noch erfolgreich eingesetzte Entspannungstechniken völlig versagen.

Bei Untersuchungen können Verhärtungen und Verkrampfungen in Muskeln, Sehnen und Bändern festgestellt werden. Dies kann nur das Kalzium aus den Lagern verursachen, während dem Zeitraum, in welchem es schon längst aus den Flüssigkeitskammern heraus sein und sich wieder in den Vorratslagern befinden sollte.
Bei Gesunden entsteht zwischen den einzelnen Aktivitäten im Inneren der Zelle immer wieder eine Ruhephase, die den Zellen Fibromyalgiebetroffener nicht mehr gestattet wird und sie so völlig ausgepowert und völlig energielos werden lässt.
Dies erklärt auch die so verschiedenen, betroffenen Bereiche bei dieser Krankheit. Wir Betroffenen wissen es, es bestehen Beschwerden im Magen-Darmbereich, auf der Haut, an Haar und Nägeln, im Anal- Ural- Vaginalbereich, Herz- und Kreislaufprobleme, die verschiedensten Allergien und Unverträglichkeitsreaktionen, übermäßig häufig auftretende Infekte, Zahn- und Kieferprobleme und vielseitige Beschwerden im gesamten Bewegungsapparat.

Besonders belastend empfinden wir Betroffenen jedoch die vielen Absonderheiten, die durch Fehlleistungen des Gehirns zustande kommen. Wen wundert es nun noch, dass viele Fibromyalgiebetroffene außerdem AUCH unter depressiven Verstimmungen leiden?

Häufig wird sich bei unserer Krankheitsbehandlung besonders auf die Muskelschmerzen und Gedächtnislücken konzentriert, aber es wird dabei nicht bedacht, dass sich dieselbe oben geschilderte Problematik auch auf Gewebe erstreckt, welches für die Bildung von Molekülen, Hormonen, Neurotransmittlern und anderen chemischen Stoffen zuständig ist.
Ein Beweis, dass auch diese Gewebebereiche betroffen sind, wurde schon durch die verschiedensten Studien belegt. So ist bekannt, dass bei den meisten dieser Stoffe höhere oder auch niedrigere Konzentrationen als bei Gesunden vorhanden sind. Ich erspare mir entsprechende Aufzählungen, da sie schon vielfach in anderen Schriften zu möglichen Ursachen der FMS erwähnt wurden. Aber anhand dieser zahlreichen veränderten Laborwerte wird sichtbar, WIE VIELE verschiedene Gewebearten betroffen sein müssen. Dieser Krankheit muss also eine Störung zugrunde liegen, die die Leistung eines harmonisch funktionierenden Körpers durcheinander bringt.
Diese Krankheit betrifft den Kern des Lebens überhaupt.
Dr. Amand sagt - Zitat: „Das Wesen dieser Krankheit kann am leichtesten verstanden werden, wenn man es als eine Ansammlung von überarbeiteten Systemen ansieht. Diese achten gemäß ihrer Funktion auf die unkontrollierten Kalziumsignale, bis sie zuletzt kollabieren." Zitatende.
Da man bis jetzt noch nicht in der Lage ist, den vermutlichen Gendefekt zu beheben, ist es nur möglich, den Energieentzug zu einer normalen Energieherstellung zurückzuführen, um die vielen, durch Stoffwechselstörungen verursachten Beschwerden wieder rückgängig zu machen.
Deshalb trifft auch die Bezeichnung Fibromyalgie nach Meinung Dr. Amands nicht das wahre Problem dieser Krankheit. **„Energiemangel-Syndrom"** würde konkret auf

die offensichtliche Erschöpfung des Patienten und gleichzeitig auch auf die versteckte biochemische Fehlleistung hinweisen.
Prof. Dr. Amands Guaifenesintherapie zielt darauf ab, die Lebenskraft des Körpers wieder herzustellen, indem sie den Körper von einer biochemischen Blockade befreit. Wenn dies erreicht ist, werden die Symptome der Krankheit verschwinden.

Dr. Amand sagt von sich selbst, dass er mit 70 Jahren Dinge tut, die er in seinen Dreißigern nicht tun konnte. Mittlerweile hat er schon das hohe Alter von 84 Jahren bei guter Gesundheit erreicht.

Auch ich persönlich kann den überwältigenden Erfolg seiner Therapie bestätigen, während ich mich mit 59 Jahren unmittelbar vor einer ständigen Bettlägerigkeit befand, kann ich jetzt mit 70 Jahren wieder Dinge tun, die mir im Alter von 40 Jahren bereits sehr schwer fielen. So ging mir beispielsweise meine Fingerfertigkeit beim klassischen Gitarre - oder Klavierspiel immer mehr verloren. Nach dem Tischtennisspielen litt ich unter tagelangen Armschmerzen, die immer länger andauerten, beim Stricken oder bei der Gartenarbeit geschah dasselbe, bis ich all diese Beschäftigungen überhaupt nicht mehr ausführen konnte und mir so nach und nach ein großes Stück Lebensqualität nach dem anderen verloren ging.
Nach einem Zeitraum von 6 Jahren der Guaifenesinanwendung hatte ich mir bereits alle genannten Hobbys wieder zurückerobert.
Kommen wir nun zur „**Guaifenesintherapie**" und unsere dazu gesammelten Erfahrungen innerhalb des Forums **„Contra-dem-Schmerz"**
„Noch einmal Glück gehabt" können nun all jene Fibromyalgiekranke sagen, die bereits in einer Zeit in welcher sie noch gute und schlechte PHASEN im Wechsel haben, die Guaifenesintherapie kennen lernen und sich für diese ent-

scheiden. Denn je eher die Therapie begonnen wird, desto schneller werden die abgelagerten Phosphate ausgeschwemmt werden können. Ein Patient, der eine Ärzte-Odyssee von mehr als 20 Jahren hinter sich hat, was leider noch immer keine Seltenheit ist, wird fast immer unter härteren und längeren Ausschwemmungszeiten zu leiden haben. Ich muss mich leider ebenfalls zu diesen zuletzt Genannten zählen.
Und dennoch würde ich keinen Augenblick zögern, um all diese Ausschwemmungszeiten noch einmal über mich ergehen zu lassen. Denn Dank Dr. Amand habe ich mein Leben wieder! Was sind schon zwei, drei harte Jahre gegenüber einem zukünftig schmerzfreien Leben, in dem mir mein Körper gestattet, all die vielen Dinge, die ein erfülltes Leben ausmachen, wieder zurückzuerobern. Ohne Guaifenesin würde es statt ständig besser ununterbrochen noch schlechter werden. Auch hatte ich ja keine andere Alternative, nur die Wahl zwischen völliger Bettlägerigkeit mit einem Dahinvegetieren oder das Wagnis, die vor sieben Jahren in Deutschland noch wenig bekannte Guaifenesintherapie zu beginnen. Ich habe mich für Letzteres entschieden und es nie bereut; nur bedauert, diese Therapie nicht schon viel früher kennen gelernt zu haben.

Wenn wir die Guaifenesintherapie beginnen, wird durch das Guaifenesin ein spezieller Prozess in Bewegung gebracht, bei welchem langsam und nach und nach diese jahrzehntelang bestandenen sowie ständig umfangreicher gewordenen Ablagerungen wieder ausgeschwemmt und zu den Nieren transportiert werden. Da der Gendefekt darin besteht, dass wir nicht in der Lage sind, Phosphate über die Nieren wieder ausscheiden zu können, öffnet das Guaifenesin sozusagen die Rezeptoren, dies sind winzig kleine Öffnungen in den Nieren für die Phosphate und ermöglicht so deren Ausscheidung. Auf diese Rezeptoren passen leider jedoch Salizylate noch viel besser. ***Salizylate sind Bestandteile von Pflanzen und deren Gesunderhaltung dienlich***.

Wir nehmen sie durch die Nahrung oder über kosmetische Produkte auf, denen heutzutage häufig pflanzliche Inhaltsstoffe zugefügt werden. Und das ist das eigentliche Problem bei der Guaifenesintherapie. Unser Körper versucht nun in Zyklen die eingelagerten Phosphate auszuscheiden. Er bringt zusätzlich Wasser in die Zellen, um die Phosphate ausschwemmen zu können und dann zur Niere zu schicken. Sind die Rezeptoren in der Niere allerdings durch Salizylate belegt, kann das Guaifenesin keine Ausscheidung bewirken. Also müssen die Phosphate wieder zurück - abermals irgendwo eingelagert werden. Denn IM BLUT dürfen die ausgeschwemmten Teilchen nicht verweilen, das lässt unser Stoffwechsel nicht zu. Diesen Zustand, der das Funktionieren der Guaifenesintherapie verhindert, bezeichnen wir als **"Blockierung der Therapie durch Salizylate.“ Deshalb gehört es innerhalb der Guaifenesintherapie mit zu den wichtigsten Aufgaben, jede Art von Salizylaten in Pflegeprodukten, Nahrungsergänzungsmitteln, Medikamenten und anderen Produkten, mit denen wir in Körperkontakt kommen könnten, strikt zu vermeiden.**

In der Nahrung stellen die Salizylate so wie sie in der Natur vorkommen, kein Problem dar, da sie von der Leber so verstoffwechselt werden, dass sie nicht mehr blockieren können.

Doch auf unsere Haut dürfen die Salizylate keinesfalls einwirken, da sie dann gleich über das Gewebe aufgenommen werden und in die Blutbahn gelangen. Dies kann bei salizylathaltigen Kosmetika und beim Hantieren mit Pflanzen sehr leicht geschehen. Deshalb sollte man besonders bei der Gartenarbeit Latexhandschuhe tragen.

Wenn das Guaifenesin arbeiten kann, die Rezeptoren nicht durch Salizylate blockiert sind, scheidet der Körper zyklisch immer mehr der abgelagerten anorganischen Phosphate aus. Zwischen den Zyklen stellen sich nach und nach immer mehr gute bis sehr gute Zeiten ein, *die schon im ers-*

ten oder zweiten Therapiejahr von wenigen Stunden bis hin zu mehreren guten und schmerzfreien Wochen, ja sogar Monaten reichen können. Je mehr Phosphate der Körper im Laufe der Therapiezeit ausgeschwemmt hat, umso schmerzfreier wird der Körper.
Die ersten guten bis sehr guten Tage erinnern an die Zeit, da die Krankheit noch nicht ausgebrochen war und machen regelrecht süchtig nach MEHR davon.

Diese Tage, an denen man sich einfach wunderbar fühlt, sind eine hervorragende Motivation, um die besonders zu Anfang belastenden schwereren Zyklen anzunehmen und die Therapie gewissenhaft durchzuführen.
Bei Betroffenen, die erst kurze Zeit unter der Fibromyalgie leiden, können diese Anfangsschmerzen als erheblich stärker empfunden werden. Denn der Körper wird ja auch in den Bereichen gereinigt, welche erst bei weiterem Fortschreiten der Krankheit schmerzhaft werden würden. Man blickt dann sozusagen kurzzeitig in die Zukunft und lernt die Verschlimmerungen kennen, unter denen man erst in ein bis zwei Jahren zu leiden hätte. Durch die nun begonnene Guaifenesintherapie bleibt man jedoch bis auf die kurzzeitigen Erstverschlimmerungen von diesen ansonsten ständig stärker werdenden Schmerzen verschont.
Da nach Dr. Amand unsere Beschwerden infolge eines Gendefekts entstehen, kann das Guaifenesin zwar nicht den Gendefekt heilen - deshalb muss man das Guaifenesin auch ein Leben lang nehmen - aber es kann alle Ablagerungen beseitigen, wodurch der Körper wieder gesundet und normal funktionieren kann. Auch wird durch die Dauereinnahme von Guaifenesin verhindert, dass erneut Phosphate den Körper schwächen und schädigen.
Das Wichtigste bei dieser Therapie sind Ausdauer und wirklich zu lernen, wie man vorgehen muss, um die Blockierung durch Salizylate zu vermeiden.
Nun könnte einem der Gedanke kommen, je mehr Guaifenesin man einnimmt, desto schneller ist man all' seine Be-

schwerden los. Doch das funktioniert so leider nicht. Die Nieren können die gelösten Phosphate nicht unbegrenzt ausscheiden, da die Menge des Ausscheidens genetisch vorgegeben wird. Werden mehr Ablagerungen ausgeschwemmt als die Nieren ausscheiden können, geschieht ein ähnlicher Prozess wie bei einer Blockierung durch Salizylate; die ausgeschwemmten Teilchen müssen bei einem Zuviel erneut eingelagert werden. Und dies verursacht ebenfalls zusätzliche Beschwerden.
Es geschieht allerdings nicht selten, dass man nach anfänglichen intensiven Ausschwemmungszyklen einen niedrigeren Schmerzpegel erreicht. Dann kann man ab diesem Zeitpunkt seinen Körper doch Schritt für Schritt auf eine höhere Dosis einstellen und dadurch eine frühzeitigere Schmerzfreiheit erreichen.

Grundsätzlich geht Dr. Amand aufgrund seiner über 50 Jahre gesammelten Erfahrungen davon aus, dass der Betroffene in zwei Monaten Ausschwemmungszeit den Körper von etwa einem Jahr seiner bisherigen Ablagerungen befreit.

Anmerkung

Eine ausführliche Anleitung zur Guaifenesintherapie finden Sie in meinem Buch „Fibromyalgie_Mein Nachschlagewerk für die Guaifenesintherapie“ und in Dr. Amands Buch zum Guaifenesinprotokoll (siehe unter Quellenangaben)

7. Grundlegende Fragen und Antworten zur Guaifenesintherapie

Hinweis

Die folgenden Fragen und Antworten beziehen sich größtenteils auf ein entsprechendes Interview mit Dr. Amand, welches im amerikanischen Guaifenesinforum http://www.fibromyalgiatreatment.com veröffentlicht wurde bzw. auf spezielle Fragestellungen aus unserem Forum, bei deren Beantwortung Aussagen aus Dr. Amands Büchern oder aus dem amerikanischen Guaifenesinforum als Grundlage dienten.

Was ist Dr. St. Amands Kern der Theorie zu Fibromyalgie?

1. Die Krankheit ist vererbt und beruht auf einem Gendefekt. Das Wort "Fibromyalgie" (Muskelfaserschmerz) ist eine Fehlbezeichnung, da die ganze Symptomatik nicht mit berücksichtigt wird. Sie kann in jedem Lebensalter ausbrechen. **Der Zeitraum zwischen Geburt und Krankheitsbeginn hängt von der genetischen Veranlagung ab.**

2. Es existiert seit 1992 eine wirksame Behandlung mit dem preiswerten und nebenwirkungsarmen Medikament Guaifenesin. Es ist nicht verschreibungspflichtig und wird als Schleimlöser verwendet. Für uns ist seine Nierenwirksamkeit von Bedeutung. Bei einem gesunden Menschen treten auch bei einer größeren Menge Guaifenesin keine verstärkten Symptome auf.

3. Die ganze Symptomatik dieser Erkrankung lässt sich als Unfähigkeit erklären, genügend Energie im betroffenen Gewebe zu erzeugen, **es besteht also ein Energiemangelsyndrom.**

Die Behandlung hat das Ziel die Lebenskraft des Körpers wiederherzustellen, indem sie den Körper von einer biochemischen Blockade befreit. **Fibromyalgie ist nicht heilbar - aber umkehrbar!**

4. Hypoglykämie (Unterzuckerung) ist eine häufige Begleiterscheinung.

Was muss ich vor Behandlungsbeginn beachten?

Um andere Krankheiten auszuschließen empfiehlt Dr. Amand eine Blutuntersuchung mit Blutbild, um Anämien oder Infektionen auszuschließen, die Bestimmung der Rheumafaktoren und einen Schilddrüsentest.

Warum sind alle meine Labortests normal?

Es gibt (noch) keine Diagnosemöglichkeit mit Röntgenstrahlen oder Labortests für Fibromyalgie. Sie hat keine festen Symptome. Ärzte scheitern oft daran, das ganze Ausmaß des Problems zu sehen und zerlegen die Krankheit in Einzeldiagnosen. Einige Beispiele der Symptomanhäufungen sind: Probleme am Bewegungsapparat, chronische Erschöpfung, myofasziale Schmerzen, Reizdarm oder das Vaginalschmerzsyndrom.

Fibromyalgie wird auch die „Krankheit mit den 100 Gesichtern" genannt.
Was sind die häufigsten Symptome?

Zentrales Nervensystem

Erschöpfbarkeit, die im Laufe des Tages zunimmt, Ausgepumptsein am Ende des Tages, Reizbarkeit, Nervosität, Lustlosigkeit, Antriebsschwäche, Depressionen bis hin zu Selbstmordgedanken, Erinnerungs- und Konzentrationsstörungen, Wortfindungsstörungen, Schlaflosigkeit (Schwierigkeiten beim Einschlafen, Durchschlafen, Wiedereinschlafen),Vergesslichkeit, Kopfschmerzen, Migräne, Licht- Geruch- und Geräuschempfindlichkeit kann Kopfschmerzen und Übelkeit verursachen, Unverträglichkeitsreaktionen, Schwindelgefühl.

Muskelskelett

Schmerzen und allgemeine Morgensteifigkeit in Muskeln, Sehnen, Bändern, an Muskelansätzen, Rückenschmerzen (LWS, BWS, HWS), Nackenschmerzen, Gelenkschmerzen (Schulter, Ellenbogen, Handgelenk, Becken, Hüfte, Knie, Fußgelenk). Fibromyalgie wird oft als Krankheit ohne Gelenkbeteiligung beschrieben. Das ist nicht so, **Gelenke können geschwollen, gerötet oder erwärmt sein.** Pochende, stechende, klemmende Schmerzen, deren Intensität von Stunde zu Stunde variiert und durch kaltes, feuchtes Wetter, Angst, Belastung, Stress verstärkt werden kann, Wetterfühligkeit, so genannte Wachstumsschmerzen, die es laut Dr. Amand so nicht gibt.

Reizdarm

Wellen von Übelkeit, Verdauungsstörungen, Übersäuerung, Gase, Blähungen, Krämpfe, Verstopfung, Durchfall oft auch abwechselnd.

Urogenitale Beschwerden

Stechender Uringeruch, Blasenkrämpfe, häufiges Wasserlassen, Brennen beim Wasserlassen, Blasenentzündungen, Vulvodynie, vaginale Krämpfe, schmerzhafter Geschlechtsverkehr, verstärktes prämenstruelles Syndrom.

Haut

verschiedene Ausschläge, Juckreiz, rote Flecken, Nesselausschlag, Ekzeme, Seborrhoe, brüchige Nägel, Nägel und Haare von schlechter Qualität, Kribbeln, Jucken, Brennen, teilweise geschwollene und juckende Handflächen und Fußsohlen, stark riechender Schweiß, Hitzewallungen, Kälteschauer.

Diverse andere Symptome

Gleichgewichtsstörungen, verstopfte Nase, trockene, brennende, juckende Augen, verschwommenes Wahrnehmungsvermögen. Unnormale Geschmackswahrnehmungen, klingende, pfeifende Ohrgeräusche, Taubheit oder Zittern der Hände, der Füße, des Gesichts, Fuß- oder Beinkrämpfe, niedriges Fieber, Gewichtszunahme, Infektanfälligkeit, erhöhte Empfindlichkeit gegenüber Geräuschen, Licht, Gerüchen, Chemikalien, Restless-Legs-Syndrom (unruhige Beine), Wassereinlagerungen, Zahnschmerzen, Heiserkeit, Schluckbeschwerden, Nachlassen des sexuellen Interesses, Impotenz, Herzrhythmusstörungen.

Hypoglykämie

Dies ist eine separate Krankheit, die durch Fibromyalgie ausgelöst oder auch verstärkt werden kann. Die Symptome überlappen sich mit denen der Fibromyalgie, Zuckergelüste, Schweißausbrüche, Angst- und Panikattacken, Herzklopfen, Schwäche, Kopfschmerzen u.s.w. Die akuten Symptome treten in der Regel 3 - 4 Stunden nach einer kohlenhydratreichen Mahlzeit auf und halten gewöhnlich 20 - 30 Minuten an.

Welches ist die Ursache der Fibromyalgie? Häufig wird behauptet, dass die Fibromyalgie durch eine Infektion, durch ein Trauma oder auch durch Stress entstehen kann. Ist das richtig?

Eine Infektion, Traumata oder Stress kann die Fibromyalgie auslösen, aber diese Faktoren stellen nicht die Ursache dar. In diesen Situationen benötigt der Körper vermehrt Energie, die aber nur begrenzt vorhanden ist.

Was verstehe ich unter dem Begriff " Mitochondrien " und was ist ATP?

Mitochondrien gibt es in allen Energiekörperzellen. Sie sind unsere Kraftwerke. In Gehirn und Muskelzellen kommen sie besonders häufig vor.

80 Prozent unserer Nahrung wandeln sie in ATP (Adenosintriphosphat) um. Elektronen fließen durch die Zellen, aktivieren verschiedene Enzyme und sind der Strom für "Geräte" im Körpergewebe. Im gesunden Körper haben

Zellen fast unbeschränkten ATP - Vorrat. Zellen können innerhalb einer Tausendstelsekunde neue Energie aus den Reserven herstellen. Es ist bekannt, dass ein Überschuss an Phosphat im inneren Teil der Mitochondrien diese Kraftwerke verlangsamt. Zellen können nur funktionieren, wenn ihre Energiespeicher aufgefüllt sind.
Phosphat ist nicht das einzige Problem, sondern auch das Kalzium. Bei Fibromyalgie finden wir zahlreiche Verhärtungen und Verkrampfungen in Muskeln, Sehnen und Bändern. Die Regionen befinden sich in einem verkrampften Zustand, es ist Gewebe, das 24 Stunden am Tag arbeitet. Nur das Kalzium aus dem Lager, welches im Zytoplasma einer Zelle sitzt und Befehle erteilt, kann dies verursachen. Dieser Freund wird zum Feind, indem er unkontrolliert Leistung fordert. Kalzium fungiert also als Komplize mit dem Phosphat, indem es erschöpfte Zellen zum Weiterarbeiten antreibt. Die kohlenhydratarme Diät trägt dazu bei, das an den falschen Stellen angesammelte überflüssige Kalzium und Phosphat zu reduzieren.
Menschen, die inaktiv sind, haben viel weniger Mitochondrien pro Zelle als aktive Menschen. Mehr Kraftwerke bedeutet schnelleres Reinigen. Eine Muskelfaser kann 1000 Mitochondrien haben.

Welcher Wirkstoff ist Guaifenesin?

Ursprünglich wurde dieses Naturheilmittel vom Guajakbaum verwendet. Dieser Baum wächst im tropischen Teil Südamerikas und wird bis zu 13 m hoch. Er diente bereits den südamerikanischen Indianern als Heil- und Ritualmittel.
In Europa wurde der Guajakbaum bei Krankheiten wie Rheuma, Gicht, Schuppenflechte, tuberkulöse Haut- und Lymphknotenerkrankungen, Bronchialkatarrh, als Abführmittel sowie als harntreibendes Mittel zur Blutreinigung eingesetzt. Später verzichtete man darauf und stellte den nur noch selten verwendeten Inhaltsstoff synthetisch her - unser Guaifenesin.

Wir verwenden bei unserer Therapie das reine Guaifenesinpulver, während es in Amerika bereits Retardtabletten gibt. Guaifenesin sollte nicht im Kühlschrank oder in einem sehr warmen Raum aufbewahrt werden. Vorräte dürfen auch nicht nass werden.

Wie wirkt nun Guaifenesin bei Fibromyalgie?

Unser Blut transportiert Phosphat zu den Nieren. Dort wird es von den Nierenkörperchen ausgefiltert und zu den Nierenkanälchen weitergeleitet. Es kann auch direkt durch das Blut und durch die Nierenzellen in die Nierenkanälchen gelangen.

Zwei Wege kann es nun nehmen: 1. Hinaus in den Urin 2.Resorption (Zurückhaltung) durch die Nierenkanälchen in die Nierenzellen und von dort wieder zurück ins Blut. Auf diesem Weg entscheiden die Nierenkanälchen je nach Bedarf, ob sie das Phosphat behalten oder ausscheiden. Unser genetischer Defekt verursacht von Geburt an eine Phosphat-Zurückhaltung. Phosphat wird ins Blut gedrängt und zusammen mit Kalzium weiträumig im Gewebe verteilt. Die überschüssige Ansammlung von Phosphat und Kalzium führt zu Fehlfunktionen und letztendlich zu Schädigungen der Gelenke und in Folge zu Osteoarthrose. Depos in den Knorpeln von vielen Jahren können also zu Osteoarthritis, Knorpelabnutzung und Sehnendefekten führen. Einmal abgenutzte Bereiche können sich auch nach der Behandlung mit Guaifenesin nicht mehr regenerieren. Die Behandlung wurde dann zu spät eingeleitet, um die Gewebezerstörung umzukehren.

Guaifenesin erhöht die Ausscheidung von Phosphat über den Urin. Die Nieren reinigen das Blut von Phosphat. Zur Aufrechterhaltung des Gleichgewichts wird das Phosphat aus dem Gewebe gezogen, zurück ins Blut gebracht und über den Urin ausgeschieden. Die Fibromyalgie - Symptome nehmen allmählich zyklisch ab. Guaifenesin und Salizylate haben allerdings die gleichen Rezeptoren, um über die Nieren ausgeleitet werden zu können. Da die Salizylate besser an die Rezeptoren andoggen können, werden die Rezeptoren bevorzugt von Salizylaten belegt. Schon kleine Mengen genügen, um die verfügbaren Stellen zu besetzen. Es bleibt dann kein Platz für Guaifenesin, um mit der Zelle in Verbindung zu treten. **Guaifenesin kann also nur ungehindert arbeiten, wenn Salizylate gemieden werden.**

Wie lange dauert mein Umkehrprozess? Das hängt von verschiedenen Faktoren ab, hauptsächlich, wie lange die Krankheit schon besteht und auf welche Guaifenesindosis man mit verstärkten Symptomen reagiert. Patienten mit niedriger Dosis reinigen sich schnell in fast unablässigen Attacken. Langsam reagierende benötigen höhere Dosen und haben Umkehrgeschwindigkeiten, die sich über ein Spektrum an Möglichkeiten erstrecken. Die 1. Umkehrzyklen können an 10 - 20 Stellen gleichzeitig ansetzen. Die Abfallprodukte verlassen die Zellen 6-mal schneller als sie sich angesammelt haben. Mit der Zeit nehmen diese sich wiederholenden Zyklen langsam an Stärke und Häufigkeit ab.
Der Körper schießt Wasser in die Zellen, um das Phosphat zu lösen und dann auszuschwemmen, dies bewirkt dann eine Verschlechterung aller Fibromyalgiesymptome. Es sind keine Nebenwirkungen von Guaifenesin, sondern ein Zeichen, dass die Therapie wirkt. Bestimmte Gewebe sind anfälliger für das Fortschreiten dieser Krankheit, andere resistenter.
Dr. Amand sagt: „Zuerst betroffen – zuletzt gereinigt. Dies lässt sich allerdings nicht auf den linken Oberschenkel übertragen, denn er hat seinen ganz eigenen Verlauf. Bei 100 Prozent aller Fibromyalgiker ist er verkrampft. Mit der richtigen Dosis sollte dieser in ca. 4 Wochen geklärt sein. Manche Teile in Sehnen und Bändern haben eine sehr geringe Blutversorgung und klären nur sehr langsam. Der Körper lädt das saure Phosphat auch in anderen Körperflüssigkeiten ab, deshalb können während des Säuberungsprozesses selbst Tränen und Scheidenflüssigkeit brennen. Viele

Guaifenesinanwender sehen mit bloßem Auge kleine Partikel im Urin, ein Zeichen, dass das Phosphat den Körper verlässt. Guaifenesin wird auch in der Veterinärmedizin eingesetzt, da es in höheren Dosen muskelentspannend wirkt. Da es auch leicht blutverdünnend wirkt, sollte man es vor chirurgischen Eingriffen einige Tage vorher absetzen.

Was bedeutet Körperkartierung?

Die Überprüfung der Tender Points bei der Diagnose Fibromyalgie erschien Dr. Amand schon immer zu ungenau, da es sich um „wandernde" Schmerzen handelt, können heute bestimmte Druckpunkte schmerzen und morgen wieder ganz andere. Die Schmerztoleranzquelle ist bei jedem Menschen verschieden und Schmerzmedikamente können diese Schmerzempfindung dämpfen. Auf einer Körperkarte (s. Amandbuch) trägt Dr. Amand unabhängig vom Schmerzempfinden seine Aufzeichnungen ein. Beide Körperhälften können unterschiedlich stark betroffen sein. Es ist eine manuelle Untersuchung, bei der geschwollenes Gewebe, verkrampfte Muskeln, Sehnen, Bänder und sogar Gelenke ausfindig gemacht werden. Jede Abnormität wird bildlich nach Größe, Form und Region dargestellt und je nach Härtegrad schraffiert (heller oder dunkler). Wie schon bereits erwähnt, nimmt der linke Oberschenkel eine Sonderstellung ein. Unter Kartierung versteht man ein sanftes Abtasten und Streichen über diese bestimmten Bereiche. Jedes verstärkte oder falsche Drücken verfälscht das Beschwerdebild. Sie sollte möglichst vor Beginn der Behandlung, dann im ersten Jahr vierteljährlich und später jährlich durchgeführt werden, um Vergleiche feststellen zu können. Leider gibt es in Deutschland noch wenige Physiotherapeuten, Osteopathen oder Chiropraktiker, die diese Anleitung nach Dr. Amand genau beherrschen. Wenn man sehr gewissenhaft ein Symptomtagebuch führt und die richtige Dosis hat, kann man die Therapie auch ohne Kartierungen durchziehen. Die Verhärtungen und Verkrampfungen müssen sich nach und nach auflösen und die Beweglichkeit zunehmen. Stagnierung bedeutet dann eine zu geringe Dosis oder Blockierung! Es ist möglich, dass die Anfangsdosis, mit der die Umkehr begann im Laufe der Zeit für die tieferen Gewebeschichten nicht mehr ausreicht. Dann muss die Dosis erhöht werden.

Warum ist es sinnvoll den Rückweg durch eine kohlenhydratarme Kost zu unterstützen? Die meisten Fibromyalgiker nehmen auf Grund ihrer immer stärker werdenden Beschwerden eine Fehl - und Schonhaltung ein. Es entsteht ein permanenter Bewegungsmangel und falsche Essgewohnheiten tun ihr übriges, dass die Waage permanent in die Höhe schnellt. Übergewicht bietet zwar einen gewissen Schutz gegen Hypoglykämie (Unterzuckerung). Es ist aber von Nachteil, da die rundlichen Zellen ernsthafte Störungen hervorrufen. Insulin reguliert als Speicherhormon den Kohlenhydrat- und Fettstoffwechsel. Bei einem hohen Insulinspiegel wird Fett in die Fettzellen eingelagert und gleichzeitig der Fettabbau gehemmt. Viele Fibromyalgiekranke haben lediglich Zuckergelüste, während andere neben Fibromyalgie auch unter der separaten Krankheit „Hypoglykämie" leiden. Dr. Amand bezeichnet diese Kombination als Fibroglykämie. Ungefähr 40 Prozent der weiblichen und 20 Prozent der männlichen Patienten sind davon betroffen. Wenn dieses Problem nicht behoben wird, werden sich die Beschwerden der Fibromyalgie durch Guaifenesin zwar umkehren, aber nicht die der Hypoglykämie. Sie überlappen sich mit den Symptomen der Fibromyalgie. Schwerwiegende Symptome sind z.B. Herzrasen, Ohnmacht, Panik, Angstattacken, Erschöpfung, Schwindel, Konzentrationsstörungen, Muskelverhärtungen, die allerdings niemals so stark wie bei Fibromyalgie sind. Laut Dr. Amand ist es einfach, Blutzuckerprobleme von FMS zu trennen. Er schlägt vor, sich 2 Monate an die strenge Diät zu halten. Nach dieser Zeit werden die Symptome der Hypoglykämie verschwunden sein, denn die Bauchspeicheldrüse konnte sich erholen und regenerieren. Einige der sofortigen Belohnungen sind das Verbessern des Fibronebels und der Schläfrigkeit, die nach einer kohlenhydratreichen Mahlzeit auftritt, sowie ein verbesserter Nachtschlaf und Energieschub. Der Nutzen der strengen Diät ist Gewichtsreduzierung, für Normalgewichtige genügt die liberale Diät. Nahrungsmittel mit einem hohen GI (Glycemicindex der Nahrungsmittel) werden bei den Diäten ausgeschlossen. Nahrungsmittel mit einem niedrigen GI können in Maßen genossen werden, Nahrungsmittel mit dem niedrigsten GI können ohne Einschränkung verzehrt werden. Die meisten Fibromyalgiker fühlen sich auf jeden Fall mit einer dieser Diäten wohler. **Zu Therapiebeginn bekommt man durch die Ernährungsumstellung einen Vorsprung von etwa 30 Tagen. Denn Kohlenhydrate setzen Insulin frei und dieses Hormon löst nicht nur die Nierenabsorption von Phosphat aus, sondern treibt es auch in die verschiedenen Zellen und verstärkt die Symptome.**

Die Diät verhindert also, dass durch einen hohen Insulinanstieg noch zusätzliche Schmerzen erzeugt werden. **Wichtig: Allein durch die Beseitigung der Hypoglykämie werden etwa 10 Prozent aller Beschwerden verschwinden!**

Wie kann ich meine Kondition verbessern ohne mich zu überfordern? Bei der Krankheit Fibromyalgie sind die roten Muskelfasern von Bedeutung. **Aussage von Dr. Amand: „Es ist eine Krankheit mit rotem Klang, ein richtiger Schlag in das Herz unserer produktivsten Energiefabriken."**

Rotes Muskelfleisch hat eine bessere Blutversorgung und enthält die meisten Mitochondrien. Laufen und Walking fördert die rote Faserbildung während Ausdauertraining wie Gewicht heben mehr weiße Fasern schafft. Muskeln bestehen sehr selten nur aus einer Art Muskelfasern unter Ausschluss der anderen. Die Verteilung dieser Fasern ist interessanterweise auf der linken Seite etwas anders als auf der rechten Seite. Ausdauertraining kann die Entstehung neuer

Mitochondrien bewirken. Man sollte allerdings mit realistischen Zielen beginnen und die Tätigkeiten dann mehr und mehr ausdehnen, wenn Guaifenesin das Gewebe gereinigt hat. Sanfte Dehnübungen und Wassergymnastik sind sehr empfehlenswert. Muskeln, Sehnen und Bänder müssen sanft behandelt werden, bis sie gereinigt sind. Sportliche Betätigung kann keine Sehnen und Bänder heilen. Solange sie betroffen sind, können sie den Gelenken nicht die nötige Stütze bieten. Sanftes Gehen ist eine gute Möglichkeit Training zu beginnen. Bei zu langem Training wird die positive Wirkung auf die Endorphin-Freischaltung im Gehirn zunichte gemacht. Endorphine besetzen die Schmerzrezeptoren im Gehirn und die Schmerzwahrnehmung wird gedämpft, Glücksgefühle entstehen. Kontrolliertes Ausdauertraining ist für den Rückweg unerlässlich, aber bei jedem Fibromyalgiker ist die Schmerzgrenze verschieden. Falsches Training und Überanstrengung führen zur Verschlechterung und vermehrten Schmerzen. Langsam müssen immer mehr Mitochondrien aufgebaut werden und das kann man nur durch stetige Übungen erreichen.

Leidet mein Kind auch schon an Fibromyalgie?

Wenn ein Eltern- oder Großelternteil von diesem Gendefekt betroffen ist, sollte man sehr wachsam sein. Wie schon erwähnt, ist die Krankheit vererbbar. Dr. St. Amands Vater war betroffen, er selbst und seine drei Töchter und ein Enkelkind leiden an diesem Defekt. Er behandelt mittlerweile vier Generationen und blickt auf weit über 50 Jahre Erfahrung zurück.

Kinder können schon in einem sehr frühen Alter zyklieren, sogar schon in der Vorschulzeit. Kleine Kinder können noch nicht sagen, wo es ihnen wehtut, aber zyklisch auftretendes Quengeln, Weinen und gereizte Stimmung können schon Anzeichen sein. Ziehende Schmerzen in den Beinen werden oft als „Wachstumsschmerzen" abgetan. Sie sind meist das erste erkennbare Symptom der Fibromyalgie, ebenso Erschöpfbarkeit, Konzentrationsstörungen, evtl.

schon Reizdarm, Blasen- oder Hautprobleme. Bei den meisten Kindern beginnen die Schmerzen im Alter von 8 - 10 Jahren. Sie kommen und gehen ohne festes Schema und können für ein paar Jahre oder Monate wieder kommen, also noch sporadisch. **Laut Dr. Amand ist Wachsen nicht schmerzhaft und Wachstumsschmerzen existieren nicht.** Vor der Pubertät sind gleich viele Jungen und Mädchen betroffen, denn Muskeln und Knochen der Teenager nehmen große Mengen an Phosphat auf. Beide nehmen an Masse zu, die Jungen werden meistens größer. Sie nehmen wahrscheinlich mehr Phosphat auf, als sie ausscheiden können, aber plötzlich kann ihr Körper jedes bisschen verwerten. Viele Kinder schreckt sportliche Betätigung ab, da Muskelschmerzen folgen. Infektanfälligkeit, Kopfschmerzen, Bauchschmerzen, bei Mädchen Menstruationsprobleme, Verstopfung und Durchfall können sich einstellen. Untersuchungen von Dr. Amand ergaben, dass bei 96 Prozent der Kinder die Muskeln der linken Seite, des Nackens, der Schulter und zwischen den Schulterblättern geschwollen sind. Die Innen- und Außenseite der Ellbogen sind bei allen Kindern betroffen. Die Behandlung bei Kindern ist auf Nachfrage bei Dr. Amand identisch mit der Behandlung von Erwachsenen, jedoch verläuft die Umkehr wesentlich schneller, da noch keine großen Phosphatmengen eingelagert sind. Bei Schulkindern beginnt man die Behandlung am besten in einer stressfreien Zeit z.B. in den Ferien. Man muss vom jetzigen Zeitpunkt davon ausgehen, dass unsere Ärzte in Deutschland keine Ahnung von „Kinderfibromyalgie" haben und einige sogar vehement bestreiten, dass diese Krankheit schon im Kindesalter ausbrechen kann. Zitat von Dr. Amand (1. Buch): „Meine drei Töchter erlebten ihre ersten Zyklen jeweils im Alter von 11, 13 und 16 Jahren. Bei den beiden Söhnen meiner Mitautorin Claudia wurde die Diagnose vor dem 7. Lebensjahr gestellt, dem Alter, als wir ihre Behandlung anfingen."

Was verstehe ich unter „Fibronebel"?

Neben den Muskelschmerzen ist dieses Symptom eine stark Angst einflößende und beunruhigende Erscheinung. Die Gehirnzyklen decken sich mit den Schmerzzyklen. Sie können für Stunden, Wochen oder Monate andauern, ganz abhängig davon, wie lange die Krankheit schon besteht. Das Kurzzeitgedächtnis ist so schlecht, dass man sich an Dinge nicht mehr erinnern kann, die gerade gesagt wurden. Die Orientierung kann gestört sein. Logisches Denken ist schwierig, Wortfindungsstörungen treten auf. (Hier ein Beispiel von Isabell, wie schwierig sich die Wortfindungsstörung schon allein innerhalb der Familie auswirken kann: Unsere Katze ist an einer beidseitigen Speicheldrüsenentzündung erkrankt, mir fällt trotz intensivem Bemühen nicht ein, wie die Körperteile heißen, die an unserer Katze stark angeschwollen sind. Weil es mir nicht anders gelingt, versuche ich den Wortlaut zu umschreiben: „Bei unserer Katze sind die „Spuckedinger" stark angeschwollen." Im Familienkreis sorgt so eine Aussage natürlich für Gelächter, wobei ich jetzt herzhaft mitlachen kann. In der Öffentlichkeit jedoch wäre die Blamage vorprogrammiert. Um dies zu verhindern, ziehen sich viele Fibromyalgiebetroffene immer mehr vom öffentlichen Leben zurück. Dieses Beispiel zeigt einen winzig kleinen Teil der Tragik unserer Krankheit.)

Beim Fibronebel kann es zeitweilig auch dazu kommen, dass man Gegenstände nicht erkennt, selbst wenn man diese direkt anschaut. Ausspruch von Isabell: „Es ist, als ob man durch eine verdreckte Glasscheibe blickt." Man befürchtet unter der Krankheit „Alzheimer" zu leiden, da man sich auf seinen Verstand nicht mehr verlassen kann. Die Betroffenen reagieren mit Angst, Nervosität, Reizbarkeit und dem Gefühl der Isolation. Besonders Frauen sind während dieser Zyklen überempfindlich gegenüber hellem Licht, Lärm und Gerüchen. Wut, Frustration, Angst, Depressionen, Selbstmitleid können mit großer Intensität kommen und gehen. Spaziergänge, Meditation, warme Duschen oder Bäder und

die Erkenntnis, dass diese Zyklen auch zu der Krankheit gehören, können etwas herunterfahren.
Bei der Krankheit „Fibromyalgie" sind die Symptome unterschiedlich stark ausgeprägt. Bei einigen Patienten stehen die Muskelschmerzen im Vordergrund, bei anderen eine sehr starke, lähmende Erschöpfung und die beschriebenen Symptome. Das Chronische Erschöpfungs- Syndrom (CFS) wird von Ärzten immer noch als eine gesonderte Erkrankung angesehen und behandelt. Frage an Dr. Amand: „Glauben Sie, dass Fibro, chronisches Erschöpfungssyndrom und verschiedene Unverträglichkeiten von chemischen Stoffen sich in der gleichen Krankheit ausdrücken?". Dr. Amand: „Ja, das glaube ich." Wenn ein Patient ständig müde und ausgepowert ist, gibt es in den Mitochondrien eine Fehlfunktion, dann wird nicht genügend Energie in den Zellen produziert. Bei vielen Frauen im mittleren Alter kommen auch noch typische Wechseljahresbeschwerden hinzu, so dass Symptome wie z. B. Reizbarkeit, Unausgeglichenheit, depressive Verstimmungen, Stimmungsschwankungen sich mit diesen Symptomen überlappen und die Lebensqualität miserabel machen.

Was haben Schmerzen beim Geschlechtsverkehr, Blasenentzündungen, Brennen beim Wasserlassen und Reizdarm mit Fibromyalgie zu tun?

Blase, Harnröhre und Scheidenbereich können bei FMS massivste Beschwerden verursachen. Die Schmerzen führen zu Urologen und Gynäkologen, die diese Symptome allerdings nicht mit der Krankheit in Verbindung bringen. Rektalschmerzen können durch starke Krämpfe in den Muskeln verstärkt werden, die zwischen dem Damm, der Scheide und dem Rektum liegen.
Geringes Blasenfassungsvermögen und schmerzhafter Geschlechtsverkehr sind weit verbreitete Beschwerden. Der ganze Körper beteiligt sich an der Phosphatausscheidung.

Diese Säurepartikel werden in Form von Speichel, Schweiß, Tränen, Scheidenflüssigkeit und Stuhlgang ausgeschieden, wobei der Hauptausscheidungsort der Urin ist. Während das Phosphat in der Blase wartet, kristallisiert es mit Kalzium, Oxalat und Magnesium aus. Beim Wasserlassen werden diese Partikel ausgeschwemmt und können an der feinen Schleimhaut reiben. Wird dabei die Zellwand beschädigt, können Bakterien mühelos eindringen. Männer klagen auch oft über Hoden- oder Penisschmerzen.
Frauen entwickeln eine starke Empfindlichkeit der inneren Schamlippen. In der frühen Phase kann der Schmerz während des Geschlechtsverkehrs auftreten, später auch ohne erkennbaren Grund und chronifizieren. Brennende und messerscharfe Stiche werden oft beschrieben.
Zusätzlich ist das Reizdarmsyndrom mit all seinen Problemen bei ca. 60 Prozent der Frauen vorhanden.
Man kann periodisch auftretende Schluckbeschwerden haben, Sodbrennen, Herz- und Brustschmerzen durch Speiseröhrenkrämpfe. Häufig leiden vor allem Übergewichtige darunter und oft in der Nacht. Übelkeitsanfälle, die Sekunden oder auch Stunden dauern können, Gase und Blähungen, Verstopfungen, die sich mit Durchfall abwechseln. Auch die Zellen im Magen-Darm-Trakt leiden unter Energiemangel.

Ist auch die Haut von Fibromyalgie betroffen?

Neben Talgdrüsen, Haarfollikeln enthält die Haut auch Blut- und Lymphgefäße, Nerven- und Muskelzellen. Dieses ganze System benötigt ebenfalls eine große Menge Energie, die wir Fibromyalgiker ja nur begrenzt haben. Alle Arten von Hautausschlägen, Ekzeme, Akne, Nesselsucht, große rote Flecken, schuppige trockene Flächen, Rosazea, Schuppenflechte, kleine Bläschen können auftreten. Die Haare sind oft in einem schlechten Zustand und fallen vorzeitig aus.
Nägel brechen, splittern oder schälen sich ab. Fibromyalgiker haben Studien zufolge einen überdurchschnittlich hohen

Histaminspiegel im Blut und Gewebe, die allergische Reaktionen wie Juckreiz, Nesselsucht auslösen. Schwellungen, juckende Augen und Nase, Niesen, verstopfte Nasennebenhöhlen, übermäßige Tränenbildung, pfeifende Atemgeräusche hängen auch mit dem Histaminspiegel zusammen. Fast alle Erkrankten erleben Juckreiz, Kribbeln und Brennen der Haut, heiße juckende Fußsohlen und Handflächen sind möglich. Bei Langzeitfibromyalgiker bilden die Nägel keine guten Schichten mehr und brechen ständig ab. Das Haar ist angegriffen, wächst langsam, ist schlaff und hat gespaltene Enden. Haarausfall ist beschleunigt und kann im 4. / 5. Therapiemonat kurzfristig zunehmen, schlechte Haare fallen aus, gute bleiben stehen. **Eine feste Regel ist, nur krankes Gewebe beteiligt sich am Reinigungsprozess**

Wie zyklen meine Augen?

Die Augen reinigen sich mit Tränen und es bilden sich oft in den Augenwinkeln klebrige "Sandkörner". Helles Licht kann schmerzhaft sein, die Lichtempfindlichkeit ist hoch. Augen röten sich und jucken. Tränen fließen nicht ausreichend und die Schleimkanäle sind verstopft. Augenlidmuskeln können verkrampfen und unkontrolliertes Blinzeln und nervöses Zucken verursachen, Trockenheit kann dieses mit verursachen.
Es gibt vier Augenmuskeln, die mit dem Augapfel verbunden sind. Sie halten die Koordination der Augenbewegungen aufrecht. Jeder der acht Muskeln kann von FMS betroffen sein. Verschwommene Sicht resultiert, wenn diese Muskeln ermüden durch den Versuch den Fokus zu halten, da sie nicht länger mit den anderen synchronisieren können.

Ohren

Frauen haben bessere Sinne als Männer, dies verschärft sich während der Schmerzzyklen. Licht, Geräusche, Gerüche können Kopfschmerzen und Übelkeit auslösen. Ohrgeräusche von kurzer Dauer, aber auch über Stunden können ebenfalls auftreten; Ohrensausen oder das Gefühl, dass Insektenflügel im Inneren des Ohrkanals zusammenschlagen. Ohrmuscheln können knallig rot werden, sie fühlen sich verbrannt an und schmerzen bei Berührung. Das Tragen von Ohrringen wird unmöglich. Der ganze Ohrkanal kann stark jucken. Nach einigen Stunden klingen diese Beschwerden meist wieder ab. Während einer Zeit, in der man an Tinnitus leidet, können die Nächte allerdings zur Qual werden.

Nase

Chronische Verstopfung der Nase oder Schleimfluss aus der Nase in den Rachen sind möglich. Letzteres wird besonders des Nachts zu einem extrem belastenden Symptom, wenn der Schleim in die Luftröhre fließt und dabei starke Hustenreize auslöst. Der Schleim ist gewöhnlich klar, gelber oder grüner Schleim bedeutet eine zusätzliche Infektion. Die Nasenschleimhäute sind empfindlich und werden leicht durch die Mengen des sauren Schleims verbrannt. Niesattacken, Juckreiz und Rötung der Nase sind oft zu beobachten. Gerüche können Übelkeit hervorrufen. Gelegentlich werden fälschlicherweise die Stirnhöhlen für Stirnkopfschmerzen verantwortlich gemacht. Flecken mit Pickel und Reizungen können auch im Gesicht auftreten.

Hals

Der ganze Mundbereich ist mit einer sensiblen Schleimhaut ausgekleidet. Speicheldrüsen scheiden ebenfalls das saure Phosphat aus. Diese Ausscheidungen können ein verbranntes Gefühl hinterlassen. Es kann zu sauren und metallischen Geschmackswahrnehmungen kommen.

Halsschmerzen oder ein typisch abgehackter trockener Husten sind möglich. Ganz typisch ist auch die Bildung von übermäßigem Zahnstein, da dieser aus Kalziumphosphat besteht. Die Kristalle können zwischen die Zähne geraten und Zahnfleischentzündungen verursachen. Die Zunge fühlt sich oft an, als ob man sich geschnitten hätte. Mundbläschen sind weit verbreitet. Häufig ist der Mund auch sehr trocken (kann auch von Medikamenten verursacht werden). Verkrampfte Muskeln des mittleren Nackenbereiches können auf Nerven drücken und Halsschmerzen verursachen, Schlucken kann schmerzhaft sein oder ein Kloßgefühl kann auftreten.

Ist es nicht seltsam, ich schwitze sehr stark und kurze Zeit später friere ich entsetzlich? Die Mehrheit der Fibromyalgiker schwitzt übermäßig, selbst geringfügiges Fieber (über 38 Grad) kann auftreten.
Es ist üblich, dass es zu heiß oder zu kalt ist, da die Temperaturregelung des Körpers nicht mehr richtig funktioniert.
Von starken Hitzewallungen bis hin zu Schüttelfrost ist alles möglich. Da wirklich alle Zellen krank sind, können die seltsamsten Symptome auftreten, z. B. das plötzliche Wegknicken eines Beines, Zusammenzucken der Arme, plötzliche Zahnschmerzen ohne jeden Befund, Stiche durch Augen und Ohren, kleine unangenehme Stromschläge, sporadisch auftretende Albträume u.v.m.!
Alles ist real und entspringt keineswegs der Phantasie!

Obwohl ich mich gesund ernähre, nehme ich zu. Wie ist das möglich? Fibromyalgiker nehmen oft zu, da bei bewegungsarmen Menschen Mitochondrien (Kraftwerke) verloren gehen. Muskelbiopsien haben gezeigt, dass diese Menschen bis zu 80 Prozent weniger Mitochondrien haben im Vergleich zu durchtrainierten Sportlern. Dadurch bleiben weniger Nahrungsverbrennungsstationen übrig als von der Kalorienmenge benötigt werden. Insulin kommt zur Hilfe, und wenn die Kalorien nicht verbrannt werden kön-

nen, so lagert sie diese ein. Die Fettzellen sind dabei sehr entgegenkommend.
Sportliche Betätigung schafft mehr Mitochondrien, Energie wird verbraucht und Ausdauer aufgebaut. Auch Dr. Amands strenge und liberale Diät ist bestens geeignet um diesem Übel entgegenzusteuern. Der Körper hält auch 2-3 Pfund Wasser zurück, um den Ionenaustausch von Kalzium, Natrium, Phosphat, Chlor, Kalium, Magnesium zu ermöglichen.
Wasseransammlungen treten sowohl während der Ablagerungszyklen als auch während der Umkehrzyklen auf.
Morgens können geschwollene Augen und dicke Hände auftreten (das Tragen von Ringen kann unmöglich sein), und im Laufe des Tages verlässt das Wasser den Körperstamm und staut sich in den Beinen. Plötzlich passen Schuhe nicht mehr, die Haut wird von innen gedehnt, dies drückt auf die vielen kleinen Nervenenden und verursacht das Restlegg-Legs-Syndrom. Dieses sowie Fuß- und Beinkrämpfe machen dann die Nächte zur Qual. Die bei gesunden Personen folgenden Ruhepausen nach der Energiegewinnung bringen der Zelle eine Zeit zum Regenerieren. Diese entfällt jedoch bei Fibromyalgiekranken. Und dies bedeutet, dass die Zelle ununterbrochen arbeiten muss bis hin zur völligen Erschöpfung. Da aber jeder größere Verlust von Energie für die Zelle das Absterben der Zelle, also den Zelltod bedeutet, funktioniert ein gesunder Körper in der Form, dass in solchen bedrohlichen Fällen ein Schutzmechanismus einspringt. Doch bei Fibromyal-giekranken scheint dieser Schutzmechanismus eindeutig nicht zu funktionieren. Deshalb bleibt der Zelle letzten Endes nichts weiter übrig, als diesen fatalen Zustand zu beenden, indem der zu hohe Phosphatgehalt durch Wassereinlagerungen verdünnt wird. Untersuchungen haben ergeben, dass in diesen schmerzenden und angeschwollenen Bereichen bis zu 90-95 % Wasser zusätzlich eingelagert wurden. Nur auf diese Weise ist es dem Körper möglich, den Phosphatanteil zu

verdünnen und ihn teilweise sogar in angrenzendes Gewebe umzutransportieren.

Warum ist Schlaf so wichtig?

Im Schlaf reinigen wir unseren Körper von sämtlichen Stoffwechselabfällen.

Beeinträchtigte Muskeln tragen reichlich metabolische Überreste mit sich, da sie ständig bei FMS in einem verkrampften Zustand gehalten werden und so die Erholungsphase verhindert wird. Ein unruhiger Schlaf macht es unmöglich, sich während der Nacht zu regenerieren. Besonders beeinträchtigt wird die Tiefschlafphase (REM). Schlafstörungen entwickeln sich häufig zur Hypersomnie, also zum abnormalen Schlafbedürfnis. Es bestehen sowohl Einschlaf- wie auch Durchschlafprobleme, oft auch Erwachen durch Schmerzen. Ohne Umkehr der Fibromyalgie durch Guaifenesin werden diese Schlafstörungen immer drastischer, da die nächtliche Reinigung des Gewebes immer unvollständiger wird. Es ist ausgesprochen wichtig, wann immer es möglich ist dem Körper Ruhe zu gönnen und Lösungen für ungewollte Wachphasen zu entwickeln, um dann den Belastungen des Tages gewachsen zu sein. Viele verordnete Medikamente haben als Begleiterscheinung Müdigkeit und Benommenheit und Schlaftabletten sind auf Dauer keineswegs eine Lösung.

Wie sieht es mit Medikamenten und Nahrungsergänzungsmitteln aus? Viele Fibromyalgiker nehmen täglich einen äußerst gefährlichen Medikamentenmix zu sich. Die Wirkung lässt natürlich mit Dauer der Anwendung nach, da der Körper sich an diese Substanzen gewöhnt hat und dann nach mehr verlangt. Schmerzmittel, Antidepressiva, Beruhigungsmittel, Angst lösende Medikamente Muskelrelaxanzien, Neurontin (wird bei Nervenschmerzen verwendet) selbst Kortison kommen zum Einsatz. **Dr. Amand sagt - Zitat: „Es ist üblich, Patienten mit 10 oder**

mehr Medikamenten zu sehen. Das Traurige dabei ist, dass sie trotz dieser vielen Produkte immer noch nach Linderung suchen."

Verschreibungspflichtige Medikamente sind nicht das einzige, was bei FMS verwendet wird. Dr. Amand warnt vor dem übermäßigen Genuss von Vitaminen und Ergänzungsprodukten. Mineralstoffe blockieren zwar Guaifenesin nicht, sie können sich jedoch beeinträchtigend auf einige verschreibungspflichtige Medikamente auswirken, besonders bei der Aufnahme des Schilddrüsenhormons. Kalzium blockiert die Wirkung einiger Antibiotika und Magnesium kann Gabapentin blockieren. Große Mengen an Vitamin C kann das Risiko der Gewichtszunahme erhöhen, wenn es mit trizyklischen Antidepressiva eingenommen wird. Magnesium wird oft als Muskelrelaxans gegeben, kann aber Durchfall verursachen. Antidepressiva bringen keinen anhaltenden Nutzen, auch wenn zeitweise Schmerzen und Depressionen überdeckt werden. Wird Paracetamol über Jahre genommen, führt es zu Leber- und Nierenschäden. Ibuprofen, Naproxen, Diclac (NSAR) können die Schmerzen etwas lindern, obwohl ja keine Entzündung vorliegt. Die ganze Gruppe kann aber Magenbluten, Leberschäden und Fibromyalgie imitierende Symptome auslösen und sogar Tiefschlafphasen unterbrechen. Alle NSAR können die Energieproduktion in den Mitochondrien beeinträchtigen. **Zitat von Dr. Amand:** ***„Haben Sie Geduld mit uns und lassen Sie uns die Krankheit behandeln, anstatt nur psychische und körperliche Qual. Was nützt es in den Tank das teuerste Benzin zu schütten, wenn der Motor kaputt ist?"***

Warum sind Gelenke der letzte Körperbereich, der durch Fibromyalgie betroffen wird? Unter dem Einfluss der genetischen Abnormität muss irgendwann etwas aufgegeben werden. Der Körper ist in der Lage, die weniger wichtigen Funktionen zu opfern, um die wichtigs-

ten zu schützen. Da die Krankheit zuerst die Bereiche betrifft, welche die Funktionsverluste verursachen, scheint eine nützliche Reihenfolge zu bestehen. Knochen dienten schon von Geburt an als starke und wirksame Puffer. Kopf, Darm und Urintrakt leiden anfangs hin und wieder. Sehnen und Bänder scheinen sichere Strukturen zu sein, um unnormale Phosphatladungen aufzunehmen. Muskeln folgen in der Reihenfolge. An diesem Punkt angekommen klagen die Patienten über Schmerzen und Erschöpfung und Ärzte werden dann aufgesucht.
Bei fortschreitendem Krankheitsprozess wird die ATP-Funktion stark verlangsamt, denn es muss dringend ein Gleichgewicht hergestellt werden, um den Zelltod zu vermeiden. Die reduzierte Energieverfügbarkeit gestattet der Zelle zu überleben und nicht bis zur Selbstzerstörung zu arbeiten. Wenn die Muskeln nichts mehr aufnehmen können, sind die Gelenke an der Reihe. Dort bilden Kalzium und Phosphat Kristalle, wogegen in anderem Gewebe diese Stoffe fast immer nur in Lösungen vorliegen. Gelenke haben eine enorme Speicherkapazität. Daher bleiben die lebenswichtigen Organe wie Herz, Gehirn, Nieren und Leber vor Schaden durch Fibromyalgie bewahrt. Es braucht Jahre bis Osteoarthrose zur Behinderung wird.
Der zerstörte Knorpel und die knochenartigen Auswüchse lassen sich dann nicht mehr ändern, daher sollte möglichst früh mit Guaifenesin begonnen werden.

Was passiert, wenn ich Guaifenesin für eine längere Zeit aussetze oder gar die Therapie abbreche?

Es gibt immer wieder Patienten, die die Therapie abbrechen, da sie nicht früh genug Erfolge sehen. Dr. Amand warnt vor solchen Aktionen, denn ähnlich der Wirkung des Jo-Jo-Effektes nach Diäten werden sich die PHOSPHATE wieder viel schneller als vor Therapiebeginn einlagern

Kann ich dann, wenn ich größtenteils schmerzfrei bin, meine tägliche Dosis verringern?

Nein, die optimale Ausschwemmungsdosis, also persönliche Tagesdosis muss für immer beibehalten werden.

Ansonsten sammeln sich allmählich wieder Phosphate an und die Schmerzen kommen erneut. Dr. Amand sagt innerhalb eines Interviews dazu:

*Zita t,,..**Aber wenn Sie versuchen, Ihre Dosis zu stark zu senken, unter Ihr therapeutisches Niveau, sollten Sie sich auf das langsame Zurückkommen Ihrer Fibromyalgie gefasst machen. Merken Sie sich: Sie brauchen für den Rest Ihres Lebens nur eine Achteltablette weniger zu nehmen als Ihre Grunddosis erfordert und es wird Ihnen sehr langsam wieder schlechter gehen. Unwirksame Mengen reichen einfach nicht aus!" Zitatende.***

Nachwort

Ich bin der Meinung, dass anhand des vorliegenden Textes auch Skeptikern gezeigt wird, dass die Krankheit Fibromyalgie keinesfalls eine eingebildete Erkrankung sein kann. Auch wird die Ursache nicht in einer Fehlfunktion der Schmerzverarbeitung zu finden sein.
Wer sich intensiver mit Prof. Dr. Amands Theorie zur Entstehung der Fibromyalgie beschäftigte sowie die neuesten Forschungserkenntnisse dieses persönlich betroffenen Arztes und seinem internationalen Forscherteam zu dieser Krankheit verfolgte, wurde auf folgende bereits bewiesene Zwischenergebnisse hingewiesen (vollständig nachzulesen auf Prof. Dr. Amands online Seiten:

http://www.fibromyalgiatreatment.comFMS-PlosOne.pdf
http://www.fibromyalgiatreatment.com/City%20of%Hope %20Reprint.pdf)

1. Die Fibromyalgie ist 100 % eine Stoffwechselerkrankung mit messbaren Werten.

2. Die Krankheit wird vererbt und ist auch bei nichtbetroffenen Familienangehörigen nachweisbar.

3. Die Einnahme von Guaifenesin beeinflusst (den gestörten Stoffwechsel bei) Fibromyalgie messbar (positiv).

Zur Zeit werden von diesem Forscherteam letzte Erkenntnisse innerhalb einer Studie zur Veröffentlichung eines Bluttests ausgewertet, um in naher Zukunft das Vorhandensein der Krankheit Fibromyalgie durch Labortests nachweisen zu können.
Welch ein Fortschritt und welche Hoffnung für Experten und für Betroffene. Schade allerdings, dass in Deutschland selbst von Fachärzten für Fibromyalgie bei aktuellen

Umfragen noch immer wesentliche Erkenntnisse zur Krankheit wie die „Einteilung des Verlaufs der Fibromyalgie in drei Stadien“ völlig ignoriert werden. Während innerhalb des ersten und auch noch im zweiten Stadium durchaus Hoffnungen auf eine Besserung des Krankheitsbildes bestehen, da ja zwischen den schmerzhaften Schüben auch immer wieder gute Zeiten in unterschiedlich langen Phasen zu erwarten sind, werden im dritten Stadium, bei welchem der Kranke mit ununterbrochen starken Schmerzen und vielen weiteren extrem belastenden Beschwerden gequält wird, diese Hoffnungen völlig zu-nichte gemacht. *(Leider werden aber die Erkenntnisse um das Wissen einer ersten und zweiten Phase nicht genutzt, um rechtzeitig eine Umkehrung der Fibromyalgie zu nutzen. Denn dann wären Spätfolgen immer zu vermeiden.)*

Logischerweise werden bei Umfragen mit Betroffenen gestellte Fragen stets nur das jeweilige Stadium, in welchem sich der Kranke momentan befindet, näher beleuchtet werden. Und aus diesen Teilergebnissen kann man keinesfalls auf den Verlauf dieser sich chronisch verschlechternden Krankheit schließen, noch irgenwelche sinnvollen Parabeln ableiten.

Das Gesamtbild der Krankheit wird auf diese Weise verfälscht. Wen wundert es da, dass ein großer Teil der Ärzte die Schwere dieser Krankheit nicht einmal erahnt. Warum muss das Krankheitsbild der Fibromyalgie noch immer derart weit fortschreiten, dass man nun im dritten Stadium nicht mehr davon sprechen kann, dass diese Krankheit nicht lebensgefährlich sei? (es ist die Äußerung, welche fast jedem Neudiagnostizierten von dem jeweiligen Facharzt beruhigend mitgeteilt wird) Gerade diese Verschleierung ist in meinen Augen eine „Vogel – Strauß – Politik“, die wertvolle Zeit ungenutzt verstreichen lässt. Denn wenn die Erschöpfung in einem derart hohen Maße vorangeschritten ist, dass jede Zelle, jedes Organ diesem Erschöpfungssyndrom ausgeliefert ist, dann wird der Körper des Be-

troffenen entsprechend seiner genetischen Möglichlichkeiten nun nicht mehr die Energie aufbringen können, um sich vor schwerwiegenden, ja lebensgefährlichen Erkrankungen schützen zu können.
Dass es heute nicht mehr derart weit kommen muss, hoffen wir in unserem Buch **„Die Umkehrung der Krankheit ‚Fibromyalgie' & Mein Weg in die Schmerzfreiheit"** Hoffnung gebend für viele Betroffene übermittelt zu haben.

Judith Dagota

Weitere Informationen

Guaifenesinkauf

Kapseln und /oder Pulver kann man in folgenden Apotheken beziehen:

Angertor Apotheke - 89129 Langenau
Tel. 07345-5855 eMail: angertorapotheke@gmx.de
Kapseln und Pulver

Kronenapotheke – 72474 Winterlingen
Tel. 07434-93910
Pulver

Jupiter-Apotheke – 72475 Bietz
Tel. 07431 – 9353030
Pulver

Eyach-Apotheke – 72336 Balingen
Tel. 07433 – 276117
Pulver

Rosen-Apotheke 72202 Nahgold
Tel. 07452 – 84060
Pulver

Buchbestellung

http://www.judithdagota.beepworld.de
www.contra-dem-schmerz.de
www.amazon.de oder direkt über Email
judithdagota@contra-dem-schmerz.de
edition-lumen@gmx.de

Mit dem Kauf dieses Buches unterstützen Sie direkt die Autoren und ihre ehrenamtliche Arbeit in der Öffentlichkeit.

Quellenangaben

Internet:
Deutsches Fibromyalgieforum für die Guaifenesintherapie nach Dr. Amand: **http:// www.contra-dem-schmerz.de**

Amerikanisches Fibromyalgieforum für die Guaifenesintherapie nach Dr. Amand:
http://www.fibromyalgiatreatment.com

Bücher:
„Fibromyalgie, die revolutionäre Behandlungsmethode durch die man vollständig von Beschwerden frei werden kann." von Dr. med. R. St. Amand und Claudia Craig Marek
Herstellung und Verlag: Books on Demand GmbH, 22848 Norderstedt, ISBN 3-8334-3235-7

„ÜBERARBEITET UND AKTUALISIERT
Fibromyalgie, die revolutionäre Behandlungsmethode durch die man vollständig von Beschwerden frei werden kann " von Dr. med. R. St. Amand, und Claudia Craig Marek
Herstellung und Verlag: Books on Demand GmbH, 22848 Norderstedt, ISBN 978-3-8370- 2307-7

„Gefangen im Schmerz: Ein Leitfaden zum Krankheitsbild Fibromyalgie" von Judith Dagota, Lumen Verlag 2008, ISBN 978-3-936544-92-3 (jetzt Edition Lumen)

„Fibromyalgie: Mein Nachschlagewerk für die Guaifenesintherapie" von Judith Dagota, Edition Lumen 2010, ISBN 978-3-00-030156-8

Über die Autorinnen

Judith Dagota, 1941 in Magdeburg geboren, wurde infolge der Auswirkungen des 2. Weltkrieges mit ihren Eltern und dem älteren Bruder an den Rand der Altmark evakuiert. Dort lebt sie noch heute mit ihrem Mann und dem zweitgeborenen Sohn. Innerhalb ihres beruflichen Wirkens als Diplom Musiklehrerin, veröffentlichte sie drei Pädagogische Lesungen.
2006 erschien ihre Lebensgeschichte unter dem Titel „Fluch der Kindheit " im Cornelia Goethe Literaturverlag. Bereits 2008 veröffentlichte die Autorin ihr Buch „Gefangen im Schmerz "einen „Leitfaden zum Krankheitsbild Fibromyalgie" im Lumen Verlag Freiburg und fand damit eine bundesweite Leserschaft.
Das Nachschlagewerk für die Guaifenesintherapie mit dem Titel „Fibromyalgie: Mein Nachschlagewerk für die Guaifenesintherapie" erschien im Jahr 2010.
In diesem Buch werden gesammelte Erfahrungen und wichtige Erkenntnisse aus ihrem Fibromyalgieforum für die Guaifenesintherapie, welches im Jahre 2004 gegründet wurde, für Viele nutzbar gemacht.

***

Birgit Latz wurde 1954 in Wadern (nördliches Saarland) geboren. In einem Vorort der Stadt lebt die ehemalige Erzieherin und Mutter einer Tochter heute noch mit ihrem Ehemann. Sie ist ebenfalls eine "Fibromyalgiebetroffene". Seit 2008 unterstützt sie Judith Dagota in deren Forum Contra-dem-Schmerz als Mitmoderatorin und stellvertretende Leiterin. Es ist das bisher einzige „Fibromyalgieforum für die Guaifenesintherapie" innerhalb Deutschlands. Dieses ehrenamtliche und von Selbstbetroffenen geführte Forum bringt vielen Schmerzgeplagten Hilfe auf dem Weg in die Schmerzfreiheit. Birgit Latz gehört zu den Betroffenen, die sich in bewundernswerter Hilfsbereitschaft und mit ständiger Präsens bei dieser Tätigkeit einbringen. Ohne Menschen wie sie wäre ein derartig humanes und von Nächstenliebe geprägtes Projekt nicht möglich.